Entzündungen bekämpfen

Gesunde Genüsse für Körper und Wohlbefinden

Anna Müller

INHALTSVERZEICHNIS

Mit Eiern gefüllte Süßkartoffeln Portionen: 1 17

Zutaten: 17

Richtungen: 17

No Cook Overnight Oats Portionen: 1 19

Zutaten: 19

Richtungen: 19

Cremige Süßkartoffelschalen, Portionen: 2 21

Zutaten: 21

Richtungen: 21

Portionen Kurkuma-Schokolade: 2 23

Zutaten: 23

Richtungen: 23

Schnelle und würzige Energie-Eier, Portionen: 1 24

Zutaten: 24

Richtungen: 24

Cheddar-Schnittlauch-Souffles Portionen: 8 25

Zutaten: 25

Richtungen: 26

Buchweizenpfannkuchen mit Vanille-Mandelmilch-Portionen: 1 27

Zutaten: 27

Richtungen: 27

Spinat- und Feta-Eierbecher, Portionen: 3 29

Zutaten: 29

Richtungen: 29

Frühstücks-Frittata-Portionen: 2 31

Zutaten: 31

Richtungen: 31

Hähnchen-Quinoa-Burrito-Bowl-Portionen: 6 32

Zutaten: 32

Richtungen: 33

Avo-Toast mit Ei-Portionen: 3 34

Zutaten: 34

Richtungen: 34

Mandel-Hafer-Portionen: 2 35

Zutaten: 35

Richtungen: 35

Choco-Nana-Pfannkuchen Portionen: 2 36

Zutaten: 36

Richtungen: 36

Süßkartoffel-Haferriegel, Portionen: 6 38

Zutaten: 38

Richtungen: 39

Einfache Hash Browns-Portionen: 3 41

Zutaten: 41

Richtungen: 41

Spargel-Pilz-Frittata Portionen: 1 43

Zutaten: 43

Richtungen: 43

Slow Cooker French Toast-Auflauf Portionen: 9 45

Zutaten: 45

Richtungen: 46

Truthahn mit Thymian und Salbeiwurst Portionen: 4 47

Zutaten: 47

Richtungen: 47

Kirsch-Spinat-Smoothie-Portionen: 1 49

Zutaten: 49

Richtungen: 49

Portionen Frühstückskartoffeln: 2 50

Zutaten: 50

Richtungen: 50

Instant-Bananen-Haferflocken-Portionen: 1 51

Zutaten: 51

Richtungen: 51

Mandelbutter-Bananen-Smoothie-Portionen: 1 52

Zutaten: 52

Richtungen: 52

No-Bake-Schokoladen-Chia-Energieriegel, Portionen: 14 53

Zutaten: 53

Richtungen: 53

Fruchtige Leinsamen-Frühstücksschüssel Portionen: 1 55

Zutaten: 55

Richtungen: 56

Frühstücks-Haferflocken im Slow Cooker, Portionen: 8 57

Zutaten: 57

Richtungen: 57

Portionen Pumpernickelbrot: 12 59

Zutaten: 59

Richtungen: 60

Portionen Chia-Pudding mit Kokosnuss und Himbeere: 4 62

Zutaten: 62

Richtungen: 62

Wochenend-Frühstückssalat-Portionen: 4 63

Zutaten: 63

Richtungen: 63

Leckerer käsiger vegetarischer Reis mit Brokkoli und Blumenkohl 65

Zutaten: 65

Richtungen: 66

Mediterrane Toastportionen: 2 67

Zutaten: 67

Richtungen: 67

Portionen Süßkartoffel-Frühstückssalat: 2 69

Zutaten: 69

Richtungen: 69

Faux Breakfast Hash Brown Cups Portionen: 8 70

Zutaten: 70

Richtungen: 70

Spinat-Pilz-Omelett Portionen: 2 71

Zutaten: 71

Richtungen: 71

Salat-Wraps mit Hühnchen und Gemüse, Portionen: 2 73

Zutaten: 73

Richtungen: 74

Cremige Zimt-Bananen-Bowl-Portionen: 1 76

Zutaten: 76

Gute Körner mit Preiselbeeren und Zimt, Portionen: 2 77

Zutaten: 77

Richtungen: 77

Frühstücks-Omelett-Portionen: 2 79

Zutaten: 79

Richtungen: 79

Portionen Vollkorn-Sandwichbrot: 12 80

Zutaten: 80

Richtungen: 80

Geschreddertes Hähnchengyros 83

Zutaten: 83

Richtungen: 84

Portionen Süßkartoffelsuppe: 6 85

Zutaten: 85

Richtungen: 85

Zutaten für Quinoa-Burrito-Bowls: 87

Richtungen: 88

Broccolini mit Mandeln Portionen: 6 90

Zutaten: 90

Richtungen: 90

Zutaten für das Quinoa-Gericht: 92

Richtungen: 92

Clean-Eating-Eiersalat-Portionen: 2 94

Zutaten: 94

Richtungen: 94

Weiße Bohnen-Chili-Portionen: 4 95

Zutaten: 95

Richtungen: 96

Zitronen-Thunfisch-Portionen: 4 97

Zutaten: 97

Richtungen: 97

Tilapia mit Spargel und Eichelkürbis Portionen: 4 99

Zutaten: 99

Richtungen: 99

Backen Sie Hühnchen mit Oliven, Tomaten und Basilikum 101

Zutaten: 101

Richtungen: 101

Ratatouille-Portionen: 8 103

Zutaten: 103

Richtungen: 103

Portionen Hühnerfleischbällchensuppe: 4 105

Zutaten: 105

Richtungen: 106

Kohl-Orangen-Salat mit Zitrusvinaigrette 107

Zutaten: 107

Richtungen: 108

Tempeh- und Wurzelgemüse-Auflaufportionen: 4 109

Zutaten: 109

Richtungen: 109

Grüne Suppenportionen: 2 111

Zutaten: 111

Richtungen: 112

Zutaten für das Peperoni-Pizzabrot: 113

Richtungen: 114

Rüben-Gazpacho-Portionen: 4 115

Zutaten:	115
Richtungen:	115
Zutaten für gebackene Butternusskürbis-Rigatoni:	117
Richtungen:	117
Capellini-Suppe mit Tofu und Garnelen Portionen: 8	119
Zutaten:	119
Richtungen:	120
Cremiges Schweinefleisch und Tomaten, Portionen: 4	121
Zutaten:	121
Richtungen:	121
Portionen Zitronenfilet: 2	123
Zutaten:	123
Hähnchen mit Brokkoli-Portionen: 4	125
Zutaten:	125
Richtungen:	125
Knuspriges Hähnchenfilet, Portionen: 4	126
Zutaten:	126
Richtungen:	126
Schweinefleisch mit Pilzen und Gurken Portionen: 4	127
Zutaten:	127
Richtungen:	127
Hähnchen-Essstäbchen-Portionen: 4	129
Zutaten:	129
Richtungen:	129
Portionen Balsamico-Brathähnchen: 4	131
Zutaten:	131
Richtungen:	131

Steak- und Pilzportionen: 4 133
Zutaten: 133
Richtungen: 133
Rindfleisch-Tipps Portionen: 4 134
Zutaten: 134
Richtungen: 134
Portionen Pfirsich-Hähnchen-Leckerei: 4-5 136
Zutaten: 136
Richtungen: 136
Portionen Schweinehackpfanne: 4 138
Zutaten: 138
Richtungen: 139
Portionen Schweinefleisch mit Petersilie und Artischocken: 4 140
Zutaten: 140
Richtungen: 141
Schweinefleisch mit Thymian-Süßkartoffeln, Portionen: 4 142
Zutaten: 142
Richtungen: 143
Curry-Schweinefleisch-Mix-Portionen: 4 144
Zutaten: 144
Richtungen: 144
Portionen gebratenes Hähnchen und Brokkoli: 4 146
Zutaten: 146
Richtungen: 146
Hähnchen- und Brokkoli-Portionen: 4 148
Zutaten: 148
Richtungen: 149

Mediterraner Hähnchenauflauf mit Gemüse, Portionen: 4	150
Zutaten:	150
Richtungen:	150
Hidden Valley Chicken Drummies Portionen: 6 - 8	152
Zutaten:	152
Richtungen:	152
Portionen Balsamico-Hähnchen und Bohnen: 4	154
Zutaten:	154
Richtungen:	154
Italienische Schweinefleischportionen: 6	156
Zutaten:	156
Richtungen:	157
Portionen Hühnchen und Rosenkohl: 4	158
Zutaten:	158
Richtungen:	158
Zutaten für das Hähnchen-Diwan:	159
Richtungen:	159
Parmesan-Hähnchenportionen: 4	160
Zutaten:	160
Richtungen:	160
Reichhaltige indische Hähnchen-Curry-Portionen: 6	162
Zutaten:	162
Richtungen:	163
Schweinefleisch mit Balsamico-Zwiebelsauce, Portionen: 4	165
Zutaten:	165
Richtungen:	165
Zutaten:	166

Richtungen:	167
Schweinefleisch mit Birnen und Ingwer Portionen: 4	168
Zutaten:	168
Richtungen:	168
Portionen Butterhähnchen: 6	170
Zutaten:	170
Richtungen:	170
Heiße Chicken Wings-Portionen: 4 - 5	171
Zutaten:	171
Richtungen:	171
Portionen Hühnchen, Nudeln und Zuckerschoten: 1 - 2	172
Zutaten:	172
Richtungen:	172
Zutaten:	173
Richtungen:	174
Aprikosen-Hähnchenflügel-Portionen: 3 - 4	175
Zutaten:	175
Richtungen:	175
Hähnchenschenkel-Portionen: 4	177
Zutaten:	177
Richtungen:	177
Knusprige Hähnchenfilets, Portionen: 4	178
Zutaten:	178
Richtungen:	178
Champion Chicken Pockets Portionen: 4	180
Zutaten:	180
Richtungen:	180

Gegrillte Hähnchenhäppchen vom Herd, Portionen: 4 181

Zutaten: 181

Richtungen: 182

Portionen Hähnchen-Rettich-Mischung: 4 183

Zutaten: 183

Richtungen: 183

Hähnchen-Katsu-Portionen: 4 184

Zutaten: 184

Richtungen: 185

Portionen Hühnchen-Süßkartoffel-Eintopf: 4 186

Zutaten: 186

Richtungen: 186

Rosmarin-Rinderrippchen, Portionen: 4 188

Zutaten: 188

Richtungen: 188

Frittata mit Hühnchen, Paprika und Spinat, Portionen: 8 190

Zutaten: 190

Richtungen: 190

Brathähnchen-Dal-Portionen: 4 192

Zutaten: 192

Richtungen: 192

Hähnchen-Taquitos-Portionen: 6 194

Zutaten: 194

Richtungen: 194

Oregano-Schweinefleischportionen: 4 196

Zutaten: 196

Richtungen: 197

Hähnchen- und Avocado-Auflaufportionen: 4 198

Zutaten: 198

Richtungen: 198

Gebratene Entenbrust mit fünf Gewürzen, Portionen: 4 200

Zutaten: 200

Richtungen: 200

Schweinekoteletts mit Tomatensalsa Portionen: 4 203

Zutaten: 203

Richtungen: 204

Toskanisches Hähnchen mit Tomaten, Oliven und Zucchini 205

Zutaten: 205

Richtungen: 206

Portionen Schweinefleischsalat: 4 207

Zutaten: 207

Richtungen: 208

Portionen Limettenschweinefleisch und grüne Bohnen: 4 209

Zutaten: 209

Richtungen: 210

Hähnchenbrustportionen: 4 211

Zutaten: 211

Richtungen: 211

Schweinefleisch mit Chili-Zucchini und Tomaten, Portionen: 4 212

Zutaten: 212

Richtungen: 213

Schweinefleisch mit Oliven, Portionen: 4 214

Zutaten: 214

Richtungen: 214

Dill-Lachs-Pastete 216

Zutaten: 216

Richtungen: 216

Chai Spice Bratäpfel Portionen: 5 217

Zutaten: 217

Richtungen: 217

Pfirsich-Crisp-Portionen: 6 219

Zutaten: 219

Richtungen: 219

Pfirsich-Dip-Portionen: 2 221

Zutaten: 221

Richtungen: 221

Portionen Karotten- und Kürbiskerncracker: 40 Cracker 222

Zutaten: 222

Richtungen: 222

Mit Eiern gefüllte Süßkartoffeln Portionen: 1

Kochzeit: 25 Minuten

Zutaten:

Süßkartoffel, gekocht – 1

Eier, groß – 2

Cheddar-Käse, gerieben – 2 Esslöffel

Frühlingszwiebel, in Scheiben geschnitten – 1

Extra natives Olivenöl – 0,5 Esslöffel

Champignons, gewürfelt – 2

Meersalz – 0,25 Teelöffel

Richtungen:

1. Heizen Sie Ihren Ofen auf 350 Grad Fahrenheit vor und bereiten Sie ein kleines Backblech oder eine kleine Auflaufform für die Kartoffeln vor.

2. Die gekochten Süßkartoffeln halbieren und auf das Backblech legen. Mit einem Löffel vorsichtig das orangefarbene Fruchtfleisch der Kartoffel aus der Schale löffeln. Dabei darauf achten, dass die Schale intakt bleibt, ohne sie zu zerbrechen. Das Fruchtfleisch der Kartoffel in eine kleine Schüssel

geben. Mit einer Gabel das Fleisch der Süßkartoffel in der Schüssel zerdrücken.

3. Zu den Süßkartoffeln in der Schüssel den Cheddar-Käse, die Frühlingszwiebeln, das Olivenöl und die Pilze hinzufügen. Mischen Sie die Mischung und geben Sie sie dann wieder in die Schale der Süßkartoffel auf dem Backblech.

4. Erstellen Sie mit Ihrem Löffel einen Krater oder eine Mulde in der Mitte jeder Kartoffelhälfte und schlagen Sie dann in jeden Krater ein Ei auf. Streuen Sie Ihr Meersalz über die Süßkartoffel und das Ei.

5. Legen Sie das Backblech mit den Kartoffeln in den Ofen und lassen Sie sie etwa fünfzehn bis zwanzig Minuten backen, bis das Ei Ihren Wünschen entspricht und die Kartoffeln heiß sind. Nehmen Sie das Blech aus dem Ofen und genießen Sie es frisch und heiß.

No Cook Overnight Oats Portionen: 1

Zutaten:

1 ½ c. fettarme Milch

5 ganze Mandelstücke

1 Teelöffel. Chiasamen

2 EL. Hafer

1 Teelöffel. Sonnenblumenkerne

1 EL. Craisins

Richtungen:

1. In einem Glas oder einer Einmachflasche mit Deckel alle Zutaten vermischen.

2. Über Nacht kühl stellen.

3. Zum Frühstück genießen. Im Kühlschrank bis zu 3 Tage haltbar.

Nährwertangaben:Kalorien: 271, Fett: 9,8 g, Kohlenhydrate: 35,4 g, Protein: 16,7

g, Zucker: 9 g, Natrium: 97 mg

Cremige Süßkartoffelschalen, Portionen: 2

Kochzeit: 7 Minuten

Zutaten:

Süßkartoffel, gebacken – 2

Mandelmilch, ungesüßt – 0,5 Tasse

Zimt, gemahlen – 0,25 Teelöffel

Vanilleextrakt – 0,5 Teelöffel

Leinsamen, gemahlen – 1 Esslöffel

Dattelpaste – 1 Esslöffel

Mandelbutter – 2 Esslöffel

Blaubeeren – 0,5 Tasse

Richtungen:

1. Sie möchten, dass Ihre gerösteten Süßkartoffeln heiß sind. Wenn sie also zuvor geröstet und gekühlt wurden, erwärmen Sie die gekochten Süßkartoffeln in der Mikrowelle oder im Ofen, bevor Sie Ihre Schüsseln zubereiten.

2. Entfernen Sie die Süßkartoffelschale und geben Sie das Fruchtfleisch der Kartoffel zusammen mit allen anderen Zutaten für die Süßkartoffelschüssel außer den Blaubeeren in einen Mixer. Rühren Sie es etwa 30 Sekunden lang, bis es glatt und cremig ist, und geben Sie dann den Inhalt in eine große Schüssel. Geben Sie die Blaubeeren auf die Schüssel und, wenn Sie möchten, noch etwas Mandelmilch. Sie können sogar etwas Müsli, Nüsse oder Samen hinzufügen, wenn Sie es etwas knuspriger wünschen.

Portionen Kurkuma-Schokolade: 2

Kochzeit: 5 Minuten

Zutaten:

1 Tasse Kokosmilch, ungesüßt

2 Teelöffel Kokosöl, geschmolzen

1½ Esslöffel Kakaopulver

1 Teelöffel gemahlener Kurkuma

Eine Prise schwarzer Pfeffer

Eine Prise Cayennepfeffer

2 Teelöffel roher Honig

Richtungen:

1. Die Milch in einen Topf geben, bei mittlerer Hitze erhitzen, Öl, Kakaopulver, Kurkuma, schwarzen Pfeffer, Cayennepfeffer und Honig hinzufügen. Gut verquirlen, 5 Minuten kochen lassen, in eine Tasse gießen und servieren.

2. Viel Spaß!

Nährwertangaben: Kalorien 281, Fett 12, Ballaststoffe 4, Kohlenhydrate 12, Protein 7

Schnelle und würzige Energie-Eier, Portionen: 1

Kochzeit: 3 Minuten

Zutaten:

1 EL Milch

1 TL geschmolzene Butter

2 Stück Eier

Eine Prise Kräuter und Gewürze: getrockneter Dill, getrockneter Oregano, getrocknete Petersilie, getrockneter Thymian und Knoblauchpulver

Richtungen:

1. Heizen Sie Ihren Backofen auf 325 °F vor. In der Zwischenzeit den Boden eines Backblechs mit Milch und Butter bestreichen.

2. Schlagen Sie die Eier vorsichtig über dem Milch-Butter-Überzug auf. Die Eier mit den getrockneten Kräutern und dem Knoblauchpulver bestreuen.

3. Schieben Sie das Blech in den Ofen. 3 Minuten backen oder bis die Eier gar sind.

Nährwertangaben: Kalorien 177 Fett: 5,9 g Protein: 8,8 g Natrium: 157 mg Gesamtkohlenhydrate: 22,8 g Ballaststoffe: 0,7 g

Cheddar-Schnittlauch-Souffles Portionen: 8

Kochzeit: 25 Minuten

Zutaten:

½ Tasse Mandelmehl

¼ Tasse gehackter Schnittlauch

1 TL Salz

½ TL Xanthangummi

1 TL gemahlener Senf

¼ TL Cayennepfeffer

½ TL gemahlener schwarzer Pfeffer

¾ Tasse Sahne

2 Tassen geriebener Cheddar-Käse

½ Tasse Backpulver

6 Bio-Eier, getrennt

Richtungen:

1. Schalten Sie den Ofen ein, stellen Sie die Temperatur auf 350 °F ein und lassen Sie ihn vorheizen.

2. Nehmen Sie eine mittelgroße Schüssel, geben Sie Mehl hinein, fügen Sie die restlichen Zutaten außer Backpulver und Eier hinzu und verrühren Sie alles, bis alles gut vermischt ist.

3. Eigelb und Eiweiß in zwei Schüsseln trennen, Eigelb zur Mehlmischung geben und verrühren, bis alles gut vermischt ist.

4. Backpulver zum Eiweiß geben und mit einem Elektromixer schlagen, bis sich steife Spitzen bilden. Anschließend das Eiweiß unter die Mehlmischung rühren, bis alles gut vermischt ist.

5. Den Teig gleichmäßig auf acht Auflaufförmchen verteilen und dann 25 Minuten lang backen, bis er fertig ist.

6. Sofort servieren oder bis zum Verzehr im Kühlschrank aufbewahren.

<u>Nährwertangaben:</u>Kalorien 288, Gesamtfett 21 g, Gesamtkohlenhydrate 3 g, Protein 14 g

Buchweizenpfannkuchen mit Vanille-Mandelmilch-Portionen: 1

Zutaten:

½ c. ungesüßte Vanille-Mandelmilch

2-4 Päckchen natürlicher Süßstoff

1/8 TL. Salz

½ Tasse Buchweizenmehl

½ TL. doppelt wirkendes Backpulver

Richtungen:

1. Bereiten Sie eine beschichtete Pfannkuchenplatte vor, sprühen Sie sie mit dem Kochspray ein und stellen Sie sie auf mittlere Hitze.

2. Buchweizenmehl, Salz, Backpulver und Stevia in einer kleinen Schüssel verquirlen und anschließend die Mandelmilch hinzufügen.

3. Einen großen Löffel Teig in die Pfanne geben und backen, bis keine Blasen mehr auf der Oberfläche platzen und die gesamte Oberfläche trocken aussieht (2–4 Minuten). Umdrehen und weitere 2-4 Minuten kochen lassen. Mit dem restlichen Teig wiederholen.

Nährwertangaben:Kalorien: 240, Fett: 4,5 g, Kohlenhydrate: 2 g, Protein: 11 g, Zucker: 17 g, Natrium: 67 mg

Spinat- und Feta-Eierbecher, Portionen: 3

Kochzeit: 25 Minuten

Zutaten:

Eier, groß – 6

Schwarzer Pfeffer, gemahlen – 0,125 Teelöffel

Zwiebelpulver – 0,25 Teelöffel

Knoblauchpulver – 0,25 Teelöffel

Feta-Käse – 0,33 Tasse

Babyspinat – 1,5 Tassen

Meersalz – 0,25 Teelöffel

Richtungen:

1. Heizen Sie Ihren Ofen auf 350 Grad Fahrenheit vor, stellen Sie den Rost in die Mitte des Ofens und fetten Sie eine Muffinform ein.

2. Den Babyspinat und den Fetakäse auf den Boden der zwölf Muffinförmchen verteilen.

3. In einer Schüssel Eier, Meersalz, Knoblauchpulver, Zwiebelpulver und schwarzen Pfeffer verquirlen, bis das Eiweiß vollständig in das Eigelb

zerfallen ist. Gießen Sie das Ei über den Spinat und den Käse in die Muffinförmchen und füllen Sie die Förmchen zu drei Vierteln. Stellen Sie die Backform in den Ofen, bis die Eier vollständig gekocht sind, etwa achtzehn bis zwanzig Minuten.

4. Nehmen Sie die Spinat- und Feta-Eierbecher aus dem Ofen und servieren Sie sie warm oder lassen Sie die Eier vor dem Abkühlen vollständig bei Raumtemperatur abkühlen.

Frühstücks-Frittata-Portionen: 2

Kochzeit: 20 Minuten

Zutaten:

1 Zwiebel, gehackt

2 Esslöffel rote Paprika, gehackt

¼ Pfund Putenwurst zum Frühstück, gekocht und zerbröckelt 3 Eier, geschlagen

Eine Prise Cayennepfeffer

Richtungen:

1. Alle Zutaten in einer Schüssel vermischen.

2. In eine kleine Backform gießen.

3. Backform in den Korb der Heißluftfritteuse stellen.

4. 20 Minuten in der Heißluftfritteuse garen.

Hähnchen-Quinoa-Burrito-Bowl-Portionen: 6

Kochzeit: 5 Stunden

Zutaten:

1 Pfund Hähnchenschenkel (ohne Haut, ohne Knochen)

1 Tasse Hühnerbrühe

1 Dose gewürfelte Tomaten (14,5 Unzen)

1 Zwiebel (gehackt)

3 Knoblauchzehen (gehackt)

2 TL Chilipulver

½ TL Koriander

½ TL Knoblauchpulver

1 Paprika (fein gehackt)

15 Unzen Pintobohnen (abgetropft)

1 ½ Tasse Cheddar-Käse (gerieben)

Richtungen:

1. Hühnchen, Tomaten, Brühe, Zwiebeln, Knoblauch, Chilipulver, Knoblauchpulver, Koriander und Salz vermischen. Stellen Sie den Herd auf niedrige Hitze.

2. Nehmen Sie das Hähnchen heraus und zerteilen Sie es mit einer Gabel und einem Messer in Stücke.

3. Geben Sie das Huhn zurück in den Slow Cooker und fügen Sie Quinoa und Pintobohnen hinzu.

4. Stellen Sie den Herd für 2 Stunden auf niedrige Hitze.

5. Den Käse darüber geben und weiter kochen und vorsichtig umrühren, bis der Käse schmilzt.

6. Servieren.

Nährwertangaben:Kalorien: 144 mg, Gesamtfett: 39 g, Kohlenhydrate: 68 g, Protein: 59 g, Zucker: 8 g Ballaststoffe, 17 g Natrium: 756 mg, Cholesterin: 144 mg

Avo-Toast mit Ei-Portionen: 3

Kochzeit: 0 Minuten

Zutaten:

1½ TL Ghee

1-Scheiben-Brot, glutenfrei und getoastet

½ Avocado, in dünne Scheiben geschnitten

Eine Handvoll Spinat

1 Rührei oder pochiertes Ei

Eine Prise rote Pfefferflocken

Richtungen:

1. Das Ghee auf dem gerösteten Brot verteilen. Mit Avocadoscheiben und Spinatblättern belegen. Legen Sie ein Rührei oder ein pochiertes Ei darauf. Zum Abschluss die Garnitur mit einer Prise roter Paprikaflocken bestreuen.

Nährwertangaben:Kalorien 540 Fett: 18 g Protein: 27 g Natrium: 25 mg Gesamtkohlenhydrate: 73,5 g Ballaststoffe: 6 g

Mandel-Hafer-Portionen: 2

Kochzeit: 0 Minuten

Zutaten:

1 Tasse altmodische Haferflocken

½ Tasse Kokosmilch

1 Esslöffel Ahornsirup

¼ Tasse Blaubeeren

3 Esslöffel gehackte Mandeln

Richtungen:

1. In einer Schüssel die Haferflocken mit Kokosmilch, Ahornsirup und Mandeln vermischen. Abdecken und über Nacht ruhen lassen. Am nächsten Tag servieren.

2. Viel Spaß!

<u>Nährwertangaben:</u>Kalorien 255, Fett 9, Ballaststoffe 6, Kohlenhydrate 39, Protein 7

Choco-Nana-Pfannkuchen Portionen: 2

Kochzeit: 6 Minuten

Zutaten:

2 große Bananen, geschält und zerdrückt

2 große Eier, aus Weidehaltung

3 Esslöffel Kakaopulver

2 Esslöffel Mandelbutter

1 Teelöffel reiner Vanilleextrakt

1/8 Teelöffel Salz

Kokosöl zum Einfetten

Richtungen:

1. Eine Bratpfanne auf mittlerer bis niedriger Stufe vorheizen und die Pfanne mit Kokosöl einfetten.

2. Alle Zutaten in eine Küchenmaschine geben und pürieren, bis eine glatte Masse entsteht.

3. Geben Sie einen Teig (ca. ¼ Tasse) in die Pfanne und formen Sie einen Pfannkuchen.

4. Auf jeder Seite 3 Minuten braten.

Nährwertangaben:Kalorien 303Gesamtfett 17gGesättigtes Fett 4gGesamtkohlenhydrate 36gNettokohlenhydrate 29gProtein 5gZucker: 15gBallaststoffe: 5gNatrium: 108mgKalium 549mg

Süßkartoffel-Haferriegel, Portionen: 6

Kochzeit: 35 Minuten

Zutaten:

Süßkartoffel, gekocht, püriert – 1 Tasse

Mandelmilch, ungesüßt – 0,75 Tasse

Ei – 1

Dattelpaste – 1,5 Esslöffel

Vanilleextrakt – 1,5 Teelöffel

Backpulver – 1 Teelöffel

Zimt, gemahlen – 1 Teelöffel

Nelken, gemahlen – 0,25 Teelöffel

Muskatnuss, gemahlen – 0,5 Teelöffel

Ingwer, gemahlen – 0,5 Teelöffel

Leinsamen, gemahlen – 2 Esslöffel

Proteinpulver – 1 Portion

Kokosmehl – 0,25 Tasse

Hafermehl – 1 Tasse

Getrocknete Kokosnuss, ungesüßt – 0,25 Tasse

Pekannüsse, gehackt – 0,25 Tasse

Richtungen:

1. Heizen Sie den Ofen auf 375 Grad Fahrenheit vor und legen Sie eine quadratische 20 x 20 Zoll große Auflaufform mit Küchenpapier aus. Lassen Sie etwas Pergamentpapier über den Seiten der Pfanne hängen, damit Sie es anheben können, sobald die Riegel fertig gebacken sind.

2. Geben Sie alle Zutaten für die Süßkartoffel-Haferriegel in Ihren Standmixer, mit Ausnahme der getrockneten Kokosnuss und der gehackten Pekannüsse.

Lassen Sie die Mischung einige Augenblicke lang pulsieren, bis die Mischung glatt ist, und stoppen Sie dann den Mixer. Möglicherweise müssen Sie die Seiten des Mixers nach unten kratzen und dann erneut mixen.

3. Geben Sie die Kokosnuss und die Pekannüsse in den Teig und rühren Sie sie dann mit einem Spatel unter. Mischen Sie die Mischung nicht erneut, da Sie nicht möchten, dass diese Stücke vermischt werden. Gießen Sie die Süßkartoffel-Haferriegel-Mischung in Ihre vorbereitete Pfanne und verteilen Sie sie.

4. Stellen Sie Ihr Süßkartoffel-Haferriegel-Gericht in die Mitte Ihres Ofens und lassen Sie es backen, bis die Riegel durchgebacken sind, etwa 22 Minuten

bis fünfundzwanzig Minuten. Nehmen Sie die Pfanne aus dem Ofen. Stellen Sie einen Abkühlrost aus Draht neben die Auflaufform, heben Sie das Küchenpapier dann vorsichtig am Überhang an und heben Sie es vorsichtig aus der Form und auf den Rost, um es abzukühlen. Lassen Sie die Süßkartoffel-Haferriegel vollständig abkühlen, bevor Sie sie in Scheiben schneiden.

Einfache Hash Browns-Portionen: 3

Kochzeit: 35 Minuten

Zutaten:

Zerkleinerte Rösti, gefroren – 1 Pfund

Eier – 2

Meersalz – 0,5 Teelöffel

Knoblauchpulver – 0,5 Teelöffel

Zwiebelpulver – 0,5 Teelöffel

Schwarzer Pfeffer, gemahlen – 0,125 Teelöffel

Extra natives Olivenöl – 1 Esslöffel

Richtungen:

1. Beginnen Sie mit dem Aufwärmen Ihres Waffeleisens.

2. In einer Küchenschüssel die Eier verquirlen, um sie aufzulösen, und dann die restlichen Zutaten hinzufügen. Alles zusammenfalten, bis die Kartoffel gleichmäßig mit Ei und Gewürzen bedeckt ist.

3. Fetten Sie Ihr Waffeleisen ein und verteilen Sie ein Drittel der Rösti-Mischung darauf. Schließen Sie den Deckel und lassen Sie die Kartoffeln

darin etwa zwölf bis fünfzehn Minuten lang goldbraun garen. Sobald es fertig ist, entfernen Sie das Rösti vorsichtig mit einer Gabel und kochen dann ein weiteres Drittel der Mischung und dann das letzte Drittel weiter.

4. Du kannst die gekochten Rösti im Kühlschrank aufbewahren und sie anschließend im Waffeleisen oder im Ofen aufwärmen, damit sie später wieder knusprig werden.

Spargel-Pilz-Frittata Portionen: 1

Kochzeit:

Zutaten:

Eier – 2

Spargelstangen – 5

Wasser – 1 Esslöffel

Extra natives Olivenöl – 1 Esslöffel

Champignons, in Scheiben geschnitten – 3

Meersalz – eine Prise

Frühlingszwiebel, gehackt – 1

Ziegenkäse, halbweich – 2 Esslöffel

Richtungen:

1. Heizen Sie Ihren Ofen auf der Grillstufe vor, während Sie Ihre Frittata zubereiten. Bereiten Sie Ihr Gemüse vor, indem Sie das harte Ende der Spargelstangen entfernen und die Stangen dann in mundgerechte Stücke schneiden.

2. Fetten Sie eine ofenfeste Bratpfanne mit einem Durchmesser von 17 bis 20 cm ein und stellen Sie sie auf mittlere Hitze. Fügen Sie die Pilze hinzu und lassen Sie sie zwei Minuten lang anbraten, bevor Sie den Spargel hinzufügen und weitere zwei Minuten kochen lassen. Sobald das Braten beendet ist, verteilen Sie das Gemüse gleichmäßig auf dem Boden der Pfanne.

3. In einer kleinen Küchenschüssel Eier, Wasser und Meersalz verquirlen und dann über das sautierte Gemüse gießen. Streuen Sie die gehackten Frühlingszwiebeln und den zerbröckelten Ziegenkäse über die Frittata.

4. Lassen Sie die Pfanne auf diese Weise ungestört auf dem Herd kochen, bis die Rühreier aus der Frittata beginnen, sich an den Rändern festzusetzen und sich von den Seiten der Pfanne zu lösen. Heben Sie die Pfanne vorsichtig an und drehen Sie sie in sanften kreisenden Bewegungen, damit das Ei gleichmäßig gart.

5. Schieben Sie Ihre Frittata in den Ofen und kochen Sie sie weitere zwei bis drei Minuten unter dem Kessel, bis das Ei vollständig gegart ist. Behalten Sie das Ei für Ihre Frittata im Auge, damit es nicht zu lange kocht. Sobald die Frittata fertig ist, aus dem Ofen nehmen, auf einen Teller geben und heiß genießen.

Slow Cooker French Toast-Auflauf Portionen: 9

Kochzeit: 4 Stunden

Zutaten:

2 Eier

2 Eiweiß

1 ½ Mandelmilch oder 1 % Milch

2 EL roher Honig

1/2 TL Zimt

1 TL Vanilleextrakt

9 Scheiben Brot

Für die Füllung:

3 Tassen Äpfel (gewürfelt)

2 EL roher Honig

1 EL Zitronensaft

1/2 TL Zimt

1/3 Tasse Pekannüsse

Richtungen:

1. Geben Sie die ersten sechs Zutaten in eine Schüssel und vermischen Sie sie.

2. Fetten Sie den Slow Cooker mit einem Antihaft-Kochspray ein.

3. Alle Zutaten der Füllung in einer kleinen Schüssel vermischen und beiseite stellen. Die Apfelstücke gut mit der Füllung bestreichen.

4. Brotscheiben halbieren (Dreieck), dann drei Apfelscheiben auf den Boden legen und etwas Feilen darüberlegen. Die Brotscheiben schichten und im gleichen Muster füllen.

5. Den Eierteig auf die Brot- und Füllungsschichten geben.

6. Stellen Sie den Herd für 2 ½ Stunden auf hohe Hitze oder für 4 Stunden auf niedrige Hitze.

<u>Nährwertangaben:</u>Kalorien 227 Gesamtfett: 7 g Kohlenhydrate: 34 g Protein: 9 g Zucker: 19 g Ballaststoffe 4 g Natrium: 187 mg

Truthahn mit Thymian und Salbeiwurst

Portionen: 4

Kochzeit: 25 Minuten

Zutaten:

1 Pfund gemahlener Truthahn

½ TL Zimt

½ TL Knoblauchpulver

1 TL frischer Rosmarin

1 TL frischer Thymian

1 TL Meersalz

2 TL frischer Salbei

2 EL Kokosöl

Richtungen:

1. Alle Zutaten außer dem Öl in einer Rührschüssel verrühren.

Über Nacht oder 30 Minuten kühl stellen.

2. Gießen Sie das Öl in die Mischung. Aus der Mischung vier Patties formen.

3. In einer leicht gefetteten Pfanne bei mittlerer Hitze die Patties auf jeder Seite 5 Minuten braten, oder bis die mittleren Teile nicht mehr rosa sind. Sie können sie auch kochen, indem Sie sie 25 Minuten lang im Ofen backen

Minuten bei 400°F.

Nährwertangaben:Kalorien 284 Fett: 9,4 g Protein: 14,2 g Natrium: 290 mg Gesamtkohlenhydrate: 36,9 g Ballaststoffe: 0,7 g

Kirsch-Spinat-Smoothie-Portionen: 1

Kochzeit: 0 Minuten

Zutaten:

1 Tasse Naturkefir

1 Tasse gefrorene Kirschen, entkernt

½ Tasse Babyspinatblätter

¼ Tasse zerdrückte reife Avocado

1 Esslöffel Mandelbutter

1 Stück geschälter Ingwer (1/2 Zoll)

1 Teelöffel Chiasamen

Richtungen:

1. Alle Zutaten in einen Mixer geben. Pulsieren, bis eine glatte Masse entsteht.

2. Vor dem Servieren im Kühlschrank abkühlen lassen.

Nährwertangaben: Kalorien 410 Gesamtfett 20 g Gesamtkohlenhydrate 47 g Nettokohlenhydrate 37 g Protein 17 g Zucker 33 g Ballaststoffe: 10 g Natrium: 169 mg

Portionen Frühstückskartoffeln: 2

Kochzeit: 15 Minuten

Zutaten:

5 Kartoffeln, in Würfel geschnitten

1 Esslöffel Öl

½ Teelöffel Knoblauchpulver

¼ Teelöffel Pfeffer

½ Teelöffel geräuchertes Paprikapulver

Richtungen:

1. Heizen Sie Ihre Heißluftfritteuse 5 Minuten lang auf 400 Grad F vor.

2. Kartoffeln in Öl wenden.

3. Mit Knoblauchpulver, Pfeffer und Paprika würzen.

4. Geben Sie die Kartoffeln in den Korb der Heißluftfritteuse.

5. 15 Minuten in der Heißluftfritteuse garen.

Instant-Bananen-Haferflocken-Portionen: 1

Zutaten:

1 zerdrückte reife Banane

½ c. Wasser

½ c. Haferflocken

Richtungen:

1. Haferflocken und Wasser in eine mikrowellengeeignete Schüssel geben und umrühren.

2. Schüssel in die Mikrowelle stellen und 2 Minuten lang auf höchster Stufe erhitzen.

3. Nehmen Sie die Schüssel aus der Mikrowelle, rühren Sie die zerdrückte Banane hinein und genießen Sie es.

<u>Nährwertangaben:</u>Kalorien: 243, Fett: 3 g, Kohlenhydrate: 50 g, Protein: 6 g, Zucker: 20 g, Natrium: 30 mg

Mandelbutter-Bananen-Smoothie-Portionen: 1

Zutaten:

1 EL. Mandelbutter

½ c. Eiswürfel

½ c. verpackter Spinat

1 geschälte und gefrorene mittelgroße Banane

1 c. fettfreie Milch

Richtungen:

1. In einem leistungsstarken Mixer alle Zutaten glatt und cremig mixen.

2. Servieren und genießen.

Nährwertangaben:Kalorien: 293, Fett: 9,8 g, Kohlenhydrate: 42,5 g, Protein: 13,5

g, Zucker: 12 g, Natrium: 111 mg

No-Bake-Schokoladen-Chia-Energieriegel, Portionen: 14

Kochzeit: 0 Minuten

Zutaten:

1 ½ Tassen verpackte, entsteinte Datteln

1/Tasse ungesüßte Kokosraspeln

1 Tasse rohe Walnussstücke

1/4 Tasse (35 g) natürliches Kakaopulver

1/2 Tasse (75 g) ganze Chiasamen

1/2 Tasse (70 g) gehackte dunkle Schokolade

1/2 Tasse (50 g) Hafer

1 TL reiner Vanilleextrakt, optional, verstärkt den Geschmack 1/4 TL unraffiniertes Meersalz

Richtungen:

1. Die Datteln in einem Mixer pürieren, bis eine dicke Paste entsteht.

2. Die Walnüsse hinzufügen und vermischen.

3. Den Rest der Fixierung dazugeben und verrühren, bis ein dicker Teig entsteht.

4. Eine rechteckige Backform mit Backpapier auslegen. Geben Sie die Mischung fest in die Pfanne und verteilen Sie sie gerade in allen Ecken.

5. Bis Mitternacht für mindestens ein paar Stunden in den Gefrierschrank stellen.

6. Aus der Pfanne nehmen und in 14 Streifen schneiden.

7. In den Kühlschrank oder einen luftdichten Behälter stellen.

<u>Nährwertangaben:</u>Zucker 17 g Fett: 12 g Kalorien: 234 Kohlenhydrate: 28 g Protein: 4,5 g

Fruchtige Leinsamen-Frühstücksschüssel

Portionen: 1

Kochzeit: 5 Minuten

Zutaten:

Für den Porridge:

¼ Tasse Leinsamen, frisch gemahlen

¼ TL Zimt, gemahlen

1 Tasse Mandel- oder Kokosmilch

1 mittelgroße Banane, zerdrückt

Eine Prise feinkörniges Meersalz

Für die Toppings:

Blaubeeren, frisch oder aufgetaut

Walnüsse, roh gehackt

Reiner Ahornsirup (optional)

Richtungen:

1. In einem mittelgroßen Topf bei mittlerer Hitze alle Porridge-Zutaten vermischen. 5 Minuten lang ständig umrühren, bis der Brei eindickt und leicht kocht.

2. Geben Sie den gekochten Brei in eine Servierschüssel. Mit den Toppings garnieren und etwas Ahornsirup darübergießen, wenn man es etwas süßer möchte.

Nährwertangaben:Kalorien 780 Fett: 26 g Protein: 39 g Natrium: 270 mg Gesamtkohlenhydrate: 117,5 g

Frühstücks-Haferflocken im Slow Cooker, Portionen: 8

Zutaten:

4 c. Mandelmilch

2 Päckchen Stevia

2 c. stahlgeschnittener Hafer

1/3 c. gehackte getrocknete Aprikosen

4 c. Wasser

1/3 c. getrocknete Kirschen

1 Teelöffel. Zimt

1/3 c. Rosinen

Richtungen:

1. In einem Slow Cooker alle Zutaten gut vermischen.

2. Abdecken und auf niedrige Stufe stellen.

3. 8 Stunden kochen lassen.

4. Sie können dies am Vorabend einstellen, sodass Sie morgens Ihr Frühstück fertig haben.

<u>Nährwertangaben:</u>Kalorien: 158,5, Fett: 2,9 g, Kohlenhydrate: 28,3 g, Protein: 4,8

g, Zucker: 11 g, Natrium: 135 mg

Portionen Pumpernickelbrot: 12

Kochzeit: 2 Stunden, 30 Minuten

Zutaten:

Pumpernickelmehl – 3 Tassen

Vollkornmehl – 1 Tasse

Maismehl – 0,5 Tasse

Kakaopulver – 1 Esslöffel

Aktive Trockenhefe – 1 Esslöffel

Kümmel – 2 Teelöffel

Meersalz – 1,5 Teelöffel

Wasser, warm – 1,5 Tassen, geteilt

Dattelpaste – 0,25 Tassen, geteilt

Avocadoöl – 1 Esslöffel

Süßkartoffeln, püriert – 1 Tasse

Eierwaschmittel – 1 Eiweiß + 1 Esslöffel Wasser

Richtungen:

1. Bereiten Sie eine 9 x 5 Zoll große Kastenform vor, indem Sie sie mit Küchenpapier auslegen und dann leicht einfetten.

2. In einem Topf etwa fünf Minuten lang eine Tasse Wasser mit dem Maismehl vermischen, bis es heiß und dickflüssig ist. Achten Sie darauf, während des Erhitzens weiter zu rühren, um Klumpenbildung zu vermeiden. Sobald die Masse dick ist, nehmen Sie die Pfanne vom Herd und rühren Sie Dattelpaste, Kakaopulver, Kümmel und Avocadoöl hinein. Stellen Sie die Pfanne beiseite, bis der Inhalt lauwarm abgekühlt ist.

3. Geben Sie die restliche halbe Tasse warmes Wasser zusammen mit der Hefe in eine große Küchenschüssel und rühren Sie um, bis sich die Hefe aufgelöst hat. Lassen Sie diese Mischung für das Pumpernickelbrot etwa zehn Minuten ruhen, bis es aufgeblüht ist und bauschige Blasen gebildet hat.

Dies geschieht am besten an einem warmen Ort.

4. Sobald die Hefe aufgeblüht ist, geben Sie die lauwarme Maismehl-Wasser-Mischung zusammen mit dem Süßkartoffelpüree in die Rührschüssel.

Sobald sich die Flüssigkeiten und die Kartoffeln vermischt haben, das Vollkorn- und Pumpernickelmehl unterrühren. Kneten Sie die Mischung zehn Minuten lang, am besten mit einer Küchenmaschine und einem Knethaken. Der Teig ist fertig wenn es eine zusammenhängende Kugel bildet, die glatt ist und sich von den Rändern der Rührschüssel lösen lässt.

5. Entfernen Sie den Knethaken und decken Sie Ihre Rührschüssel mit Küchenplastik oder einem sauberen, feuchten Küchentuch ab. Stellen Sie die Küchenrührschüssel an einen warmen Ort und lassen Sie den Teig gehen, bis sich sein Volumen verdoppelt hat – etwa eine Stunde.

6. Heizen Sie Ihren Ofen auf 375 Grad Fahrenheit vor, um den Brotlaib vorzubereiten.

7. Formen Sie den Teig zu einer schönen Klotzform und legen Sie ihn in Ihre vorbereitete Kastenform. Verquirlen Sie die Eiermasse und streichen Sie sie dann mit einem Backpinsel leicht über die Oberfläche Ihres vorbereiteten Laibs. Wenn Sie möchten, können Sie den Laib mit einem scharfen Messer einritzen, um ihm ein dekoratives Design zu verleihen.

8. Legen Sie Ihr Brot in die Mitte Ihres heißen Ofens und lassen Sie es etwa eine Stunde lang backen, bis es eine wunderschöne dunkle Farbe hat und beim Klopfen ein hohles Geräusch entsteht. Nehmen Sie den Pumpernickel-Brotlaib aus dem Ofen und lassen Sie ihn fünf Minuten lang in der Form abkühlen, bevor Sie ihn aus der Form nehmen und den Laib zum weiteren Abkühlen auf einen Rost legen. Schneiden Sie das Brot erst in Scheiben, wenn es vollständig abgekühlt ist.

Portionen Chia-Pudding mit Kokosnuss und Himbeere: 4

Kochzeit: 0 Minuten

Zutaten:

¼ Tasse Chiasamen

½ EL Stevia

1 Tasse Kokosmilch, ungesüßt, vollfett

2 EL Mandeln

¼ Tasse Himbeeren

Richtungen:

1. Nehmen Sie eine große Schüssel, geben Sie Chiasamen zusammen mit Stevia und Kokosmilch hinein, rühren Sie um, bis alles gut vermischt ist, und stellen Sie es über Nacht in den Kühlschrank, bis es eingedickt ist.

2. Pudding aus dem Kühlschrank nehmen, mit Mandeln und Beeren belegen und servieren.

Nährwertangaben:Kalorien 158, Gesamtfett 14,1 g, Gesamtkohlenhydrate 6,5 g, Protein 2 g, Zucker 3,6 g, Natrium 16 mg

Wochenend-Frühstückssalat-Portionen: 4

Kochzeit: 0 Minuten

Zutaten:

Eier, vier hartgekocht

Zitrone, eine

Rucola, zehn Tassen

Quinoa, eine Tasse gekocht und abgekühlt

Olivenöl, zwei Esslöffel

Dill, gehackt, eine halbe Tasse

Mandeln, gehackt, eine Tasse

Avocado, eine große, dünne Scheiben

Gurke, gehackt, eine halbe Tasse

Tomate, ein großes Stück in Spalten schneiden

Richtungen:

1. Quinoa, Gurke, Tomaten und Rucola mischen. Diese Zutaten leicht mit Olivenöl, Salz und Pfeffer vermischen. Übertragen Sie das Ei und die

Avocado und legen Sie es darauf. Belegen Sie jeden Salat mit Mandeln und Kräutern. Mit dem Saft der Zitrone beträufeln.

<u>Nährwertangaben:</u>Kalorien 336 Fett 7,7 Gramm Protein 12,3 Gramm Kohlenhydrate 54,6 Gramm Zucker 5,5 Gramm Ballaststoffe 5,2 Gramm

Leckerer käsiger vegetarischer Reis mit Brokkoli und Blumenkohl

Portionen: 2

Kochzeit: 7 Minuten

Zutaten:

½ Tasse Brokkoliröschen, gerieben

1½ Tassen Blumenkohlröschen, gerieben

¼ TL Knoblauchpulver

¼ TL Salz

¼ TL gemahlener schwarzer Pfeffer

1/8 TL gemahlene Muskatnuss

½ EL ungesalzene Butter

1/8 Tasse Mascarpone-Käse

¼ Tasse geriebener scharfer Cheddar-Käse

Richtungen:

1. Nehmen Sie eine mittelgroße hitzebeständige Schüssel, geben Sie alle Zutaten außer Mascarpone und Cheddar-Käse hinein und rühren Sie, bis alles gut vermischt ist.

2. Stellen Sie die Schüssel in die Mikrowelle und erhitzen Sie sie 5 Minuten lang bei hoher Hitze. Fügen Sie dann den Käse hinzu und kochen Sie das Ganze 2 Minuten lang weiter.

3. Mascarpone-Käse in die Schüssel geben, verrühren, bis eine cremige Masse entsteht, und sofort servieren.

Nährwertangaben:Kalorien 138, Gesamtfett 9,8 g, Gesamtkohlenhydrate 6,6 g, Protein 7,5 g, Zucker 2,4 g, Natrium 442 mg

Mediterrane Toastportionen: 2

Zutaten:

1 ½ TL. fettarmer, zerkrümelter Feta

3 geschnittene griechische Oliven

¼ zerdrückte Avocado

1 Scheibe gutes Vollkornbrot

1 EL. Geröstete Paprika Hummus

3 geschnittene Kirschtomaten

1 geschnittenes hartgekochtes Ei

Richtungen:

1. Toasten Sie zuerst das Brot und belegen Sie es mit ¼ zerdrückter Avocado und 1

Esslöffel Hummus.

2. Kirschtomaten, Oliven, hartgekochtes Ei und Feta hinzufügen.

3. Nach Geschmack mit Salz und Pfeffer würzen.

Nährwertangaben: Kalorien: 333,7, Fett: 17 g, Kohlenhydrate: 33,3 g, Protein: 16,3

g, Zucker: 1 g, Natrium: 700 mg

Portionen Süßkartoffel-Frühstückssalat: 2

Kochzeit: 0 Minuten

Zutaten:

1 Messlöffel Proteinpulver

¼ Tasse Blaubeeren

¼ Tasse Himbeeren

1 Banane, geschält

1 Süßkartoffel, gebacken, geschält und gewürfelt

Richtungen:

1. Geben Sie die Kartoffel in eine Schüssel und zerdrücken Sie sie mit einer Gabel. Banane und Proteinpulver hinzufügen und alles gut vermischen. Die Beeren dazugeben, vermischen und kalt servieren.

2. Viel Spaß!

Nährwertangaben:Kalorien 181, Fett 1, Ballaststoffe 6, Kohlenhydrate 8, Protein 11

Faux Breakfast Hash Brown Cups Portionen: 8

Zutaten:

40 g gewürfelte Zwiebel

8 große Eier

7 ½ g Knoblauchpulver

2 ½ g Pfeffer

170 g geriebener fettarmer Käse

170 g geriebene Süßkartoffel

2 ½ g Salz

Richtungen:

1. Heizen Sie den Ofen auf 400 0F vor und bereiten Sie eine Muffinform mit Förmchen vor.

2. Geriebene Süßkartoffeln, Zwiebeln, Knoblauch und Gewürze in eine Schüssel geben und gut vermischen, bevor man in jede Tasse einen Löffel gibt. In jede Tasse ein großes Ei geben und 15 Minuten backen, bis die Eier gar sind.

3. Frisch servieren oder aufbewahren.

Nährwertangaben: Kalorien: 143, Fett: 9,1 g, Kohlenhydrate: 6 g, Protein: 9 g, Zucker: 0 g, Natrium: 290 mg

Spinat-Pilz-Omelett Portionen: 2

Zutaten:

2 EL. Olivenöl

2 ganze Eier

3 c. Spinat, frisch

Kochspray

10 geschnittene Baby-Bella-Pilze

8 EL. Geschnittene rote Zwiebel

4 Eiweiß

2 Unzen. Ziegenkäse

Richtungen:

1. Stellen Sie eine Pfanne auf mittlere bis hohe Hitze und geben Sie die Oliven hinzu.

2. Die geschnittenen roten Zwiebeln in die Pfanne geben und rühren, bis sie glasig sind.

Geben Sie dann Ihre Pilze in die Pfanne und rühren Sie weiter, bis sie leicht braun sind.

3. Spinat dazugeben und umrühren, bis er zusammengefallen ist. Mit etwas Pfeffer und Salz würzen. Vom Herd nehmen.

4. Eine kleine Pfanne mit Kochspray einsprühen und auf mittlere Hitze stellen.

5. Schlagen Sie 2 ganze Eier in einer kleinen Schüssel auf. 4 Eiweiß hinzufügen und verrühren.

6. Die verquirlten Eier in die kleine Pfanne geben und die Mischung eine Minute ruhen lassen.

7. Arbeiten Sie sich mit einem Spatel vorsichtig um die Ränder der Pfanne herum.

Heben Sie die Pfanne an und kippen Sie sie kreisförmig nach unten und herum, damit die flüssigen Eier in die Mitte gelangen und an den Rändern der Pfanne garen können.

8. Geben Sie zerbröckelten Ziegenkäse mit Ihrer Pilzmischung auf eine Seite des Omeletts.

9. Dann die andere Seite des Omeletts vorsichtig mit dem Spatel über die Pilzseite falten.

10. 30 Sekunden kochen lassen. Anschließend das Omelett auf einen Teller geben.

Nährwertangaben: Kalorien: 412, Fett: 29 g, Kohlenhydrate: 18 g, Protein: 25 g, Zucker: 7 g, Natrium: 1000 mg

Salat-Wraps mit Hühnchen und Gemüse, Portionen: 2

Kochzeit: 15 Minuten

Zutaten:

½ EL ungesalzene Butter

¼ Pfund gemahlenes Hühnchen

1/8 Tasse Zucchini, gehackt

¼ grüne Paprika, entkernt und gehackt

1/8 Tasse gelber Kürbis, gehackt

¼ einer mittelgroßen Zwiebel, gehackt

½ TL gehackter Knoblauch

Frisch gemahlener schwarzer Pfeffer nach Geschmack

¼ TL Currypulver

½ EL Sojasauce

2 große Salatblätter

½ Tasse geriebener Parmesankäse

Richtungen:

1. Nehmen Sie eine Bratpfanne, stellen Sie sie auf mittlere Hitze, geben Sie Butter und Hühnchen hinein, zerbröseln Sie es und kochen Sie es etwa 5 Minuten lang, bis das Hühnchen nicht mehr rosa ist.

2. Dann Zucchini, Paprika, Kürbis, Zwiebeln und Knoblauch in die Pfanne geben, verrühren, bis alles gut vermischt ist, und 5 Minuten kochen lassen.

3. Dann mit schwarzem Pfeffer und Currypulver würzen, mit Sojasauce beträufeln, gut umrühren und 5 Minuten weiterkochen, dann beiseite stellen, bis es benötigt wird.

4. Wraps zusammenstellen und dazu die Hühnermischung gleichmäßig auf jedes Salatblatt verteilen, dann mit Käse belegen und servieren.

5. Geben Sie die Hühnermischung für die Zubereitung von Mahlzeiten in einen luftdichten Behälter und stellen Sie sie bis zu zwei Tage lang in den Kühlschrank.

6. Wenn Sie es verzehren möchten, erhitzen Sie die Hühnermischung in der Mikrowelle, bis sie heiß ist, geben Sie sie dann auf die Salatblätter und servieren Sie sie.

Nährwertangaben:Kalorien 71, Gesamtfett 6,7 g, Gesamtkohlenhydrate 4,2 g, Protein 4,8 g, Zucker 30,5 g, Natrium 142 mg

Cremige Zimt-Bananen-Bowl-Portionen: 1

Kochzeit: 3 Minuten

Zutaten:

1 große Banane, reif

¼ TL Zimt, gemahlen

Eine Prise keltisches Meersalz

2 EL Kokosnussbutter, geschmolzen

Belag nach Wahl: Obst, Samen oder Nuss<u>Richtungen:</u>

1. Die Banane in einer Rührschüssel zerdrücken. Zimt und keltisches Meersalz hinzufügen. Beiseite legen.

2. Erhitzen Sie die Kokosnussbutter in einem Topf bei schwacher Hitze.

Die warme Butter zur Bananenmischung geben.

3. Zum Servieren mit Ihren Lieblingsfrüchten, -samen oder -nüssen belegen.

<u>Nährwertangaben:</u>Kalorien 564 Fett: 18,8 g Protein: 28,2 g Natrium: 230 mg Gesamtkohlenhydrate: 58,2 g Ballaststoffe: 15,9 g

Gute Körner mit Preiselbeeren und Zimt, Portionen: 2

Kochzeit: 35 Minuten

Zutaten:

1 Tasse Getreide (wahlweise Amaranth, Buchweizen oder Quinoa) 2½ Tassen Kokoswasser oder Mandelmilch

1 Stange Zimt

2 Stück ganze Nelken

1 Sternanis-Schote (optional)

Frisches Obst: Äpfel, Brombeeren, Preiselbeeren, Birnen oder Kakis

Ahornsirup (optional)

Richtungen:

1. Die Körner, das Kokoswasser und die Gewürze in einem Topf zum Kochen bringen. Abdecken und dann die Hitze auf mittlere bis niedrige Stufe reduzieren. Innerhalb von 25 Minuten köcheln lassen.

2. Zum Servieren die Gewürze wegwerfen und mit Fruchtscheiben belegen. Nach Belieben mit Ahornsirup beträufeln.

Nährwertangaben: Kalorien 628 Fett: 20,9 g Protein: 31,4 g Natrium: 96 mg Gesamtkohlenhydrate: 112,3 g Ballaststoffe: 33,8 g

Frühstücks-Omelett-Portionen: 2

Kochzeit: 10 Minuten

Zutaten:

2 Eier, geschlagen

1 Stange Frühlingszwiebel, gehackt

½ Tasse Champignons, in Scheiben geschnitten

1 rote Paprika, gewürfelt

1 Teelöffel Kräutergewürz

Richtungen:

1. Eier in einer Schüssel verquirlen. Restliche Zutaten unterrühren.

2. Die Eiermischung in eine kleine Backform gießen. Geben Sie die Pfanne in den Korb der Heißluftfritteuse.

3. Im Heißluftfritteusenkorb 10 Minuten bei 350 Grad Fahrenheit garen.

Nährwertangaben:Kalorien 210 Kohlenhydrate: 5 g Fett: 14 g Protein: 15 g

Portionen Vollkorn-Sandwichbrot: 12

Kochzeit: 3 Stunden, 20 Minuten

Zutaten:

Weißes Vollkornmehl – 3,5 Tassen

Extra natives Olivenöl – 0,25 Tasse

Dattelpaste – 0,25 Tasse

Milch nach Wahl, warm – 1.125 Tasse

Meersalz – 1,25 Teelöffel

Aktive Trockenhefe – 2,5 Teelöffel

Richtungen:

1. Bereiten Sie eine 9 x 5 Zoll große Kastenform vor, indem Sie sie mit Küchenpapier auslegen und dann leicht einfetten.

2. Mischen Sie in einer großen Küchenschüssel alle Zutaten mit einem Spatel. Nach dem Mischen den Inhalt 30 Minuten ruhen lassen.

3. Beginnen Sie mit dem Kneten Ihres Teigs, bis er weich, dehnbar und geschmeidig ist –

etwa sieben Minuten. Sie können dies mit der Hand tun, aber die Verwendung einer Küchenmaschine und eines Knethakens ist die einfachste Methode.

4. Decken Sie den gekneteten Teig in der zuvor verwendeten Rührschüssel mit Küchenplastik oder einem sauberen, feuchten Küchentuch ab und lassen Sie ihn an einem warmen Ort etwa ein bis zwei Stunden lang gehen, bis sich sein Volumen verdoppelt hat.

5. Schlagen Sie den Teig vorsichtig durch und formen Sie ihn zu einem schönen Klotz, bevor Sie ihn in die vorbereitete Kastenform legen. Decken Sie die Pfanne mit der zuvor verwendeten Plastikfolie oder dem Handtuch ab und lassen Sie sie noch ein oder zwei Stunden im warmen Raum gehen, bis sie ihr Volumen verdoppelt hat.

6. Wenn das Brot fast fertig ist, heizen Sie Ihren Ofen auf 350 Grad Fahrenheit vor.

7. Entfernen Sie die Abdeckung von Ihrem aufgegangenen Brotlaib und legen Sie den Laib in die Mitte Ihres heißen Ofens. Legen Sie vorsichtig Aluminiumfolie über den Laib, ohne die Luft abzulassen, damit er nicht zu schnell braun wird. Lassen Sie das Brot auf diese Weise fünfunddreißig bis vierzig Minuten backen, bevor Sie die Folie entfernen und das Brot zwanzig Minuten lang weiterbacken. Das Brot ist fertig, wenn es eine wunderschöne goldene Farbe hat und beim Klopfen hohl klingt.

8. Lassen Sie das Vollkorn-Sandwichbrot fünf Minuten lang in der Pfanne abkühlen, bevor Sie es aus dem Metall nehmen und zum Abkühlen auf einen

Rost legen. Lassen Sie das Brot vollständig abkühlen, bevor Sie es anschneiden.

Geschreddertes Hähnchengyros

Zutaten:

2 mittelgroße Zwiebeln, gespalten

6 Knoblauchzehen, gehackt

1 Teelöffel Zitronen-Pfeffer-Aroma

1 Teelöffel getrockneter Oregano

1/2 Teelöffel gemahlener Piment

1/2 Tasse Wasser

1/2 Tasse Zitronensaft

1/4 Tasse Rotweinessig

2 Esslöffel Olivenöl

2 Pfund Hähnchenbrust ohne Knochen und ohne Haut

8 ganze Fladenbrote

Beliebige Beilagen: Tzatziki-Sauce, zerrissene Römersauce und geschnittene Tomaten, Gurken und Zwiebeln

Richtungen:

1. In einem 3-qt. Slow Cooker, konsolidieren Sie die ersten 9 Zutaten; Dazu gehört Hühnchen. Gesichert auf niedriger Stufe 3-4 Stunden garen oder bis das Hähnchen zart ist (ein Thermometer sollte mindestens 165° anzeigen).

2. Hähnchen aus dem mittelstarken Herd nehmen. Mit 2 Gabeln zerkleinern; Kommen Sie zurück zum Slow Cooker. Geben Sie die Hähnchenmischung mit einer Zange auf die Fladenbrote. Mit Beilagen präsentieren.

Portionen Süßkartoffelsuppe: 6

Kochzeit: 15 Minuten

Zutaten:

2 Esslöffel Olivenöl

1 mittelgroße Zwiebel, gehackt

1 Dose grüne Chilis

1 Teelöffel gemahlener Kreuzkümmel

1 Teelöffel gemahlener Ingwer

1 Teelöffel Meersalz

4 Tassen Süßkartoffeln, geschält und gehackt 4 Tassen biologische, natriumarme Gemüsebrühe 2 Esslöffel frischer Koriander, gehackt

6 Esslöffel griechischer Joghurt

Richtungen:

1. Erhitzen Sie das Olivenöl bei mittlerer Hitze in einem großen Suppentopf. Die Zwiebel dazugeben und anbraten, bis sie weich ist. Die grünen Chilis und Gewürze hinzufügen und 2 Minuten kochen lassen.

2. Süßkartoffeln und Gemüsebrühe einrühren und zum Kochen bringen.

3. Innerhalb von 15 Minuten köcheln lassen.

4. Den gehackten Koriander unterrühren.

5. Die Hälfte der Suppe pürieren, bis eine glatte Masse entsteht. Mit der restlichen Suppe zurück in den Topf geben.

6. Bei Bedarf mit zusätzlichem Meersalz würzen und mit einem Klecks griechischem Joghurt belegen.

<u>Nährwertangaben:</u>Gesamtkohlenhydrate: 33 g, Ballaststoffe: 5 g, Protein: 6 g, Gesamtfett: 5 g, Kalorien: 192

Zutaten für Quinoa-Burrito-Bowls:

1 Formel Koriander-Limetten-Quinoa

Für die dunklen Bohnen:

1 Dose dunkle Bohnen

1 Teelöffel gemahlener Kreuzkümmel

1 Teelöffel getrockneter Oregano

Salz, nach Geschmack

Für den Kirschtomaten-Pico de Gallo:

1 trockene 16 Unzen Kirsch- oder Traubentomate, geviertelt 1/2 Tasse gewürfelte rote Zwiebel

1 Esslöffel gehackter Jalapeno-Pfeffer (Rippen und Kerne nach Bedarf entfernen)

1/2 Tasse gespaltener, knackiger Koriander

2 Esslöffel Limettensaft

Salz, nach Geschmack

Für die Befestigungen:

geschnittene, gepökelte Jalapenos

1 Avocado, gewürfelt

Richtungen:

1. Koriander-Limetten-Quinoa anrichten und warm halten.

2. In einem kleinen Saucenbehälter die dunklen Bohnen und ihre Flüssigkeit mit dem Kreuzkümmel und Oregano bei mittlerer Hitze vermischen. In regelmäßigen Abständen mischen, bis die Bohnen heiß sind. Abschmecken und bei Bedarf Salz hinzufügen.

3. Geben Sie die Zutaten für die Kirschtomate Pico de Gallo in eine Schüssel und rühren Sie sie gut durch.

4. Um die Burrito-Schalen anzuhäufen, verteilen Sie das Koriander-Limetten-Quinoa auf vier Gerichte. Geben Sie jeweils ein Viertel der dunklen Bohnen hinzu. Mit Kirschtomaten-Pico de Gallo, geschnittenen eingelegten Jalapenos und Avocado belegen.

Anerkennen!

5. Hinweis:

6. Die Gesamtheit der Bestandteile dieser Gerichte kann frühzeitig zubereitet und zum Verzehr gesammelt werden. Sie können Quinoa und Bohnen entweder erwärmen oder bei Zimmertemperatur genießen. Ich mache die Portionen gerne am Ende der Woche, damit ich unter der Woche Quinoa-Burrito-Bowls zum Mittagessen genießen kann.

Broccolini mit Mandeln Portionen: 6

Kochzeit: 5 Minuten

Zutaten:

1 frische rote Chilischote, entkernt und fein gehackt 2 Bund Broccolini, geputzt

1 Esslöffel natives Olivenöl extra

2 Knoblauchzehen, in dünne Scheiben geschnitten

1/4 Tasse natürliche Mandeln, grob gehackt

2 Teelöffel Zitronenschale, fein gerieben

4 Sardellen in Öl, gehackt

Ein Spritzer frischer Zitronensaft

Richtungen:

1. Etwas Öl in einer Pfanne erhitzen. Fügen Sie 2 Teelöffel Zitronenschale, abgetropfte Sardellen, fein gehacktes Chili und dünn geschnittene Handschuhe hinzu.

Unter ständigem Rühren etwa 30 Sekunden kochen lassen.

2. 1/4 Tasse grob gehackte Mandeln hinzufügen und eine Minute kochen lassen.

Schalten Sie den Herd aus und geben Sie Zitronensaft darüber.

3. Stellen Sie den Dampfgareinsatz über einen Topf mit kochendem Wasser. Broccolini in einen Korb geben und abdecken.

4. Etwa 3-4 Minuten kochen, bis es zart-knusprig ist. Abtropfen lassen und dann auf die Servierplatte geben.

5. Mit der Mandelmischung belegen und genießen!

Nährwertangaben:414 Kalorien, 6,6 g Fett, 1,6 g Gesamtkohlenhydrate, 5,4 g Protein

Zutaten für das Quinoa-Gericht:

1/2 Tasse Quinoa, trocken

2 EL Avocado- oder Kokosöl

2 Knoblauchzehen, zerdrückt

1/2 Tasse Mais, konserviert oder verfestigt

3 große Ringelpaprika, gehackt

1/2 mittelgroßer Jalapeño-Pfeffer, entkernt und gehackt, 1 EL Kreuzkümmel

15-Unzen-Behälter mit dunklen Bohnen, gespült und entleert 1 Tasse Koriander, fein gehackt und geteilt 1/2 Tasse Frühlingszwiebeln, fein gehackt und geteilt 2 Tassen Tex-Mex-Cheddar, zerkleinert und getrennt 3/4 Tasse Kokosmilch aus der Dose

1/4 TL Salz

Richtungen:

1. Quinoa nach Packungsanleitung kochen und an einem sicheren Ort aufbewahren. Den Grill auf 350 F Grad vorheizen.

2. Eine große antihaftbeschichtete Tonpfanne auf mittlerer Stufe vorheizen und das Öl darin einschwenken, bis es bedeckt ist. Fügen Sie Knoblauch hinzu und kochen Sie es 30 Sekunden lang, wobei Sie regelmäßig mischen.

Dazu gehören Mais, Chilischoten, Jalapenos und Kreuzkümmel. Mischen und 3 Minuten lang ungestört anbraten, erneut mischen und weitere 3 Minuten anbraten.

3. Geben Sie gekochtes Quinoa, dunkle Bohnen, 3/4 Tasse Koriander, 1/4 Tasse Frühlingszwiebeln, 1/2 Tasse Cheddar, Kokosmilch und Salz in eine große Rührschüssel. Gut vermischen, in eine 8 x 11 große Auflaufform geben, mit einer halben Tasse Cheddar bestreuen und offen 30 Minuten erhitzen.

4. Aus dem Grill nehmen und mit 1/4 Tasse Koriander und 1/4 Tasse Frühlingszwiebeln bestreuen. Warm servieren

Clean-Eating-Eiersalat-Portionen: 2

Kochzeit: 0 Minuten

Zutaten:

6 Bio-Weideeier, hartgekocht

1 Avocado

¼ Tasse griechischer Joghurt

2 Esslöffel Olivenöl-Mayonnaise

1 Teelöffel frischer Dill

Meersalz nach Geschmack

Salat zum Servieren

Richtungen:

1. Die hartgekochten Eier und die Avocado zerdrücken.

2. Geben Sie griechischen Joghurt, Olivenöl-Mayonnaise und frischen Dill hinzu.

3. Mit Meersalz würzen. Auf einem Salatbett servieren.

Nährwertangaben: Gesamtkohlenhydrate: 18 g, Ballaststoffe: 10 g, Protein: 23 g, Gesamtfett: 38 g, Kalorien: 486

Weiße Bohnen-Chili-Portionen: 4

Kochzeit: 20 Minuten

Zutaten:

¼ Tasse natives Olivenöl extra

2 kleine Zwiebeln, in ¼-Zoll-Würfel geschnitten

2 Selleriestangen, in dünne Scheiben geschnitten

2 kleine Karotten, geschält und in dünne Scheiben geschnitten

2 Knoblauchzehen, gehackt

2 Teelöffel gemahlener Kreuzkümmel

1½ Teelöffel getrockneter Oregano

1 Teelöffel Salz

¼ Teelöffel frisch gemahlener schwarzer Pfeffer

3 Tassen Gemüsebrühe

1 (15½ Unzen) Dose weiße Bohnen, abgetropft und abgespült ¼ fein gehackte frische glatte Petersilie

2 Teelöffel geriebene oder gehackte Zitronenschale

Richtungen:

1. Erhitzen Sie das Öl bei starker Hitze in einem Schmortopf.

2. Zwiebeln, Sellerie, Karotten und Knoblauch hinzufügen und 5 bis 8 Minuten anbraten, bis sie weich sind.

3. Kreuzkümmel, Oregano, Salz und Pfeffer hinzufügen und etwa 1 Minute anbraten, um die Gewürze anzurösten.

4. Brühe dazugeben und aufkochen.

5. Köcheln lassen, die Bohnen hinzufügen und unter gelegentlichem Rühren 5 Minuten lang halbbedeckt kochen, damit sich die Aromen entfalten.

6. Petersilie und Zitronenschale untermischen und servieren.

Nährwertangaben:Kalorien 300 Gesamtfett: 15 g Gesamtkohlenhydrate: 32 g Zucker: 4 g Ballaststoffe: 12 g Protein: 12 g Natrium: 1183 mg

Zitronen-Thunfisch-Portionen: 4

Kochzeit: 18 Minuten

Zutaten:

4 Thunfischsteaks

1 Esslöffel Olivenöl

½ Teelöffel geräuchertes Paprikapulver

¼ Teelöffel schwarze Pfefferkörner, zerstoßen

Saft von 1 Zitrone

4 Frühlingszwiebeln, gehackt

1 Esslöffel Schnittlauch, gehackt

Richtungen:

1. Eine Pfanne mit Öl bei mittlerer Hitze erhitzen, die Frühlingszwiebeln dazugeben und 2 Minuten anbraten.

2. Die Thunfischsteaks dazugeben und von jeder Seite 2 Minuten anbraten.

3. Die restlichen Zutaten hinzufügen, vorsichtig vermischen, die Pfanne in den Ofen stellen und 12 Minuten bei 180 °C backen.

4. Alles auf Teller verteilen und zum Mittagessen servieren.

Nährwertangaben:Kalorien 324, Fett 1, Ballaststoffe 2, Kohlenhydrate 17, Protein 22

Tilapia mit Spargel und Eichelkürbis Portionen: 4

Kochzeit: 30 Minuten

Zutaten:

2 Esslöffel natives Olivenöl extra

1 mittelgroßer Eichelkürbis, entkernt und in dünne Scheiben oder in Spalten geschnitten. 1 Pfund Spargel, von den holzigen Enden befreit und in 5 cm große Stücke geschnitten

1 große Schalotte, in dünne Scheiben geschnitten

1 Pfund Tilapiafilets

½ Tasse Weißwein

1 Esslöffel gehackte frische glatte Petersilie 1 Teelöffel Salz

¼ Teelöffel frisch gemahlener schwarzer Pfeffer

Richtungen:

1. Heizen Sie den Ofen auf 400 °F vor. Fetten Sie das Backblech mit dem Öl ein.

2. Ordnen Sie Kürbis, Spargel und Schalotte in einer Schicht auf dem Backblech an. Innerhalb von 8 bis 10 Minuten rösten.

3. Den Tilapia dazugeben und den Wein hinzufügen.

4. Mit Petersilie, Salz und Pfeffer bestreuen.

5. Innerhalb von 15 Minuten rösten. Herausnehmen, dann 5 Minuten ruhen lassen und servieren.

Nährwertangaben:Kalorien: 246 Gesamtfett: 8 g Gesamtkohlenhydrate: 17 g Zucker: 2 g Ballaststoffe: 4 g Protein: 25 g Natrium: 639 mg

Backen Sie Hühnchen mit Oliven, Tomaten und Basilikum

Portionen: 4

Kochzeit: 45 Minuten

Zutaten:

8 Hähnchenschenkel

Kleine italienische Tomaten

1 EL schwarzer Pfeffer und Salz

1 EL Olivenöl

15 Basilikumblätter (groß)

Kleine schwarze Oliven

1-2 frische rote Chiliflocken

Richtungen:

1. Hähnchenstücke mit allen Gewürzen und Olivenöl marinieren und einige Zeit ruhen lassen.

2. Die Hähnchenstücke in einer Pfanne mit Rand anrichten und mit Tomaten, Basilikumblättern, Oliven und Chiliflocken belegen.

3. Backen Sie dieses Hähnchen 40 Minuten lang in einem bereits vorgeheizten Ofen (bei 220 °C).

Protokoll.

4. Backen, bis das Hähnchen zart ist und Tomaten, Basilikum und Oliven gar sind.

5. Mit frischer Petersilie und Zitronenschale garnieren.

Nährwertangaben:Kalorien 304 Kohlenhydrate: 18 g Fett: 7 g Protein: 41 g

Ratatouille-Portionen: 8

Kochzeit: 25 Minuten

Zutaten:

1 Zucchini, mittelgroß und gewürfelt

3 EL. Natives Olivenöl extra

2 Paprika, gewürfelt

1 gelber Kürbis, mittelgroß und gewürfelt

1 Zwiebel, groß und gewürfelt

28 Unzen. Ganze Tomaten, geschält

1 Aubergine, mittelgroß und gewürfelt mit Schale, nach Bedarf salzen und pfeffern

4 Thymianzweige, frisch

5 Knoblauchzehen, gehackt

Richtungen:

1. Erhitzen Sie zunächst eine große Bratpfanne bei mittlerer bis hoher Hitze.

2. Sobald es heiß ist, Öl, Zwiebel und Knoblauch hineingeben.

3. Die Zwiebelmischung 3 bis 5 Minuten anbraten, bis sie weich ist.

4. Als nächstes Auberginen, Pfeffer, Thymian und Salz in die Pfanne geben. Gut mischen.

5. Nun weitere 5 Minuten kochen lassen oder bis die Aubergine weich ist.

6. Dann Zucchini, Paprika und Kürbis in die Pfanne geben und weitere 5 Minuten kochen lassen. Dann die Tomaten einrühren und gut vermischen.

7. Sobald alles hinzugefügt ist, rühren Sie gut um, bis alles gut vermischt ist. Lassen Sie es 15 Minuten lang köcheln.

8. Überprüfen Sie abschließend die Gewürze und geben Sie bei Bedarf mehr Salz und Pfeffer hinzu.

9. Mit Petersilie und gemahlenem schwarzem Pfeffer garnieren.

<u>Nährwertangaben:</u>Kalorien: 103 Kcal, Proteine: 2 g, Kohlenhydrate: 12 g, Fett: 5 g

Portionen Hühnerfleischbällchensuppe: 4

Kochzeit: 30 Minuten

Zutaten:

2 Pfund Hähnchenbrust, ohne Haut, ohne Knochen und gehackt 2 Esslöffel Koriander, gehackt

2 Eier, verquirlt

1 Knoblauchzehe, gehackt

¼ Tasse Frühlingszwiebeln, gehackt

1 gelbe Zwiebel, gehackt

1 Karotte, in Scheiben geschnitten

1 Esslöffel Olivenöl

5 Tassen Hühnerbrühe

1 Esslöffel Petersilie, gehackt

Eine Prise Salz und schwarzer Pfeffer

Richtungen:

1. In einer Schüssel das Fleisch mit den Eiern und den anderen Zutaten außer Öl, gelben Zwiebeln, Brühe und Petersilie vermischen, umrühren und daraus mittelgroße Fleischbällchen formen.

2. Einen Topf mit Öl bei mittlerer Hitze erhitzen, die gelbe Zwiebel und die Fleischbällchen hinzufügen und 5 Minuten anbraten.

3. Die restlichen Zutaten hinzufügen, vermischen, zum Köcheln bringen und bei mittlerer Hitze weitere 25 Minuten kochen lassen.

4. Die Suppe in Schüsseln füllen und servieren.

<u>Nährwertangaben:</u>Kalorien 200, Fett 2, Ballaststoffe 2, Kohlenhydrate 14, Protein 12

Kohl-Orangen-Salat mit Zitrusvinaigrette

Portionen: 8

Kochzeit: 0 Minuten

Zutaten:

1 Teelöffel Orangenschale, gerieben

2 Esslöffel Gemüsebrühe, natriumreduziert, je 1 Teelöffel Apfelessig

4 Tassen Rotkohl, zerkleinert

1 Teelöffel Zitronensaft

1 Fenchelknolle, in dünne Scheiben geschnitten

1 Teelöffel Balsamico-Essig

1 Teelöffel Himbeeressig

2 Esslöffel frischer Orangensaft

2 Orangen, geschält, in Stücke geschnitten

1 Esslöffel Honig

1/4 Teelöffel Salz

Frisch gemahlener Pfeffer

4 Teelöffel Olivenöl

Richtungen:

1. Zitronensaft, Orangenschale, Apfelessig, Salz und Pfeffer, Brühe, Öl, Honig, Orangensaft, Balsamico-Essig und Himbeere in eine Schüssel geben und verquirlen.

2. Orangen, Fenchel und Kohl extrahieren. Zum Überziehen wenden.

Nährwertangaben:Kalorien 70 Kohlenhydrate: 14 g Fett: 0 g Protein: 1 g

Tempeh- und Wurzelgemüse-Auflaufportionen: 4

Kochzeit: 30 Minuten

Zutaten:

1 Esslöffel natives Olivenöl extra

1 große Süßkartoffel, würfeln

2 Karotten, in dünne Scheiben geschnitten

1 Fenchelknolle, geputzt und in ¼-Zoll-Würfel geschnitten, 2 Teelöffel gehackter frischer Ingwer

1 Knoblauchzehe, gehackt

12 Unzen Tempeh, in ½-Zoll-Würfel geschnitten

½ Tasse Gemüsebrühe

1 Esslöffel glutenfreie Tamari- oder Sojasauce 2 Frühlingszwiebeln, in dünne Scheiben geschnitten

Richtungen:

1. Heizen Sie den Ofen auf 400 °F vor. Ein Backblech mit dem Öl einfetten.

2. Süßkartoffel, Karotten, Fenchel, Ingwer und Knoblauch in einer Schicht auf dem Backblech anrichten.

3. Backen, bis das Gemüse weich ist, etwa 15 Minuten.

4. Tempeh, Brühe und Tamari hinzufügen.

5. Noch einmal 10 bis 15 Minuten backen, bis das Tempeh durchgewärmt und leicht gebräunt ist.

6. Die Frühlingszwiebeln hinzufügen, gut vermischen und servieren.

Nährwertangaben:Kalorien: 276 Gesamtfett: 13 g Gesamtkohlenhydrate: 26 g Zucker: 5 g Ballaststoffe: 4 g Protein: 19 g Natrium: 397 mg

Grüne Suppenportionen: 2

Kochzeit: 5 Minuten

Zutaten:

1 Tasse Wasser

1 Tasse Spinat, frisch und verpackt

½ von 1 Zitrone, geschält

1 Zucchini, klein und gehackt

2 EL. Petersilie, frisch und gehackt

1 Selleriestange, gehackt

Meersalz und schwarzer Pfeffer nach Bedarf

½ von 1 Avocado, reif

¼ Tasse Basilikum

2 EL. Chia-Samen

1 Knoblauchzehe, gehackt

Richtungen:

1. Um diese einfache Suppe zuzubereiten, geben Sie alle Zutaten in einen Hochgeschwindigkeitsmixer und mixen Sie sie 3 Minuten lang oder bis eine glatte Masse entsteht.

2. Anschließend können Sie es kalt servieren oder bei schwacher Hitze einige Minuten lang erwärmen.

Nährwertangaben:Kalorien: 250 kcal, Proteine: 6,9 g, Kohlenhydrate: 18,4 g, Fett: 18,1 g

Zutaten für das Peperoni-Pizzabrot:

1 Portion (1 Pfund) verfestigte Brotmischung, aufgetaut 2 große Eier, isoliert

1 Esslöffel gemahlener Parmesan-Cheddar

1 Esslöffel Olivenöl

1 Teelöffel gehackte, knackige Petersilie

1 Teelöffel getrockneter Oregano

1/2 Teelöffel Knoblauchpulver

1/4 Teelöffel Pfeffer

8 Unzen geschnittene Peperoni

2 Tassen zerstörter, teilentrahmter Mozzarella-Cheddar, 1 Dose (4 Unzen) Pilzstiele und -stücke, abgereichert mit 1/4 bis 1/2 Tasse gepökelten Pfefferringen

1 mittelgroße grüne Paprika, gewürfelt

1 Dose (2-1/4 Unzen) geschnittene fertige Oliven

1 Dose (15 Unzen) Pizzasauce

Richtungen:

1. Herd auf 350° vorheizen. Den Teig auf einem gefetteten Backblech zu einem 15 x 10 Zoll großen Teig ausrollen. quadratische Form. In einer kleinen Schüssel Eigelb, Parmesan-Cheddar, Öl, Petersilie, Oregano, Knoblauchpulver und Pfeffer vermischen. Über die Mischung streichen.

2. Mit Peperoni, Mozzarella-Cheddar, Pilzen, Paprikaringen, grünem Pfeffer und Oliven bestreuen. Bewegen Sie sich nach oben, im Jam-Move-Stil, beginnend mit einer langen Seite; Drücken Sie die Falte zusammen, um die Enden abzudichten, und falten Sie sie darunter.

3. Positionieren Sie den Teil mit der Faltseite nach unten. Mit Eiweiß bestreichen.

Versuchen Sie, nicht aufstehen zu lassen. Bereiten Sie es vor, bis es eine leuchtend dunkle Farbe hat und die Mischung 35–40 Minuten durchgekocht ist. Die Pizzasauce erwärmen; mit angeschnittener Portion vorhanden.

4. Option zum Einfrieren: Gekühlte, ungeschnittene Pizzaportionen in Hartfolie einfrieren. Zur Verwendung 30 Minuten vor dem Aufwärmen aus der Kühlbox nehmen. Aus der Bratpfanne herausnehmen und die Portion auf einem gefetteten Backblech in einem auf 325 °C vorgeheizten Grill erwärmen, bis sie durchgewärmt ist. Füllen Sie es wie vereinbart aus.

Rüben-Gazpacho-Portionen: 4

Kochzeit: 10 Minuten

Zutaten:

1× 20oz. Dose Great Northern Beans, abgespült und abgetropft, ¼ TL. Koscheres Salz

1 EL. Natives Olivenöl extra

½ TL. Knoblauch, frisch und gehackt

1× 6oz. Beutel Rosa Lachsflocken

2 EL. Zitronensaft, frisch gepresst

4 Frühlingszwiebeln, in dünne Scheiben geschnitten

½ TL. Gemahlener schwarzer Pfeffer

½ TL. Zitronenschale abgerieben

¼ Tasse glatte Petersilie, frisch und gehackt

Richtungen:

1. Geben Sie zunächst Zitronenschale, Olivenöl, Zitronensaft, schwarzen Pfeffer und Knoblauch in eine mittelgroße Rührschüssel und vermischen Sie alles mit einem Schneebesen.

2. Bohnen, Zwiebeln, Lachs und Petersilie in einer weiteren mittelgroßen Schüssel vermischen und gut vermengen.

3. Dann das Zitronensaft-Dressing über die Bohnenmischung geben.

Gut vermischen, bis das Dressing die Bohnenmischung bedeckt.

4. Servieren und genießen.

Nährwertangaben:Kalorien: 131 kcal, Proteine: 1,9 g, Kohlenhydrate: 14,8 g, Fett: 8,5 g

Zutaten für gebackene Butternusskürbis-Rigatoni:

1 großer Butternusskürbis

3 Knoblauchzehen

2 EL. Olivenöl

1 Pfund Rigatoni

1/2 c. kräftige Creme

3 c. zerstörte Fontina

2 EL. aufgeschlitzter knackiger Salbei

1 EL. Salz

1 Teelöffel. natürlich gemahlener Pfeffer

1 c. Panko Brotkrumen

Richtungen:

1. Heizen Sie den Grill auf 200 °C vor. Geben Sie in der Zwischenzeit Kürbis, Knoblauch und Olivenöl in eine große Schüssel, bis die Masse bedeckt ist. Auf ein großes, umrandetes Backblech legen und in einer Schüssel ca. 60 Minuten zart köcheln lassen.

Stellen Sie den Behälter auf einen Rost und lassen Sie ihn leicht abkühlen, etwa 10 °C

Protokoll. Reduzieren Sie den Herd auf 350 Grad F.

2. In der Zwischenzeit einen großen Topf mit Salzwasser bis zum Kochen erhitzen und Rigatoni nach den Bündelangaben garen. Kanalisieren und an einem sicheren Ort aufbewahren.

3. Mit einem Mixer oder einer Küchenmaschine den zerkleinerten Kürbis mit der Sahne pürieren, bis eine glatte Masse entsteht.

4. In einer großen Schüssel Kürbispüree, Rigatoni, 2 Tassen Fontina, Savvy, Salz und Pfeffer vermischen. Den Boden und die Seiten einer 9 x 13 Zoll großen Auflaufform mit Olivenöl bestreichen. Die Rigatoni-Kürbis-Mischung in die Schüssel geben.

5. In einer kleinen Schüssel die restliche Fontina und den restlichen Panko vermischen. Über die Nudeln streuen und 20 bis 25 Minuten lang erhitzen, bis es leuchtend dunkler wird.

Capellini-Suppe mit Tofu und Garnelen

Portionen: 8

Kochzeit: 20 Min

Zutaten:

4 Tassen Pak Choi, in Scheiben geschnitten

1/4 Pfund Garnelen, geschält, entdarmt

1 Block fester Tofu, in Quadrate geschnitten

1 Dose geschnittene Wasserkastanien, abgetropft

1 Bund Frühlingszwiebeln, in Scheiben geschnitten

2 Tassen natriumarme Hühnerbrühe

2 Teelöffel Sojasauce, natriumreduziert

2 Tassen Capellini

2 Teelöffel Sesamöl

Frisch gemahlener weißer Pfeffer

1 Teelöffel Reisweinessig

Richtungen:

1. Die Brühe bei mittlerer bis hoher Hitze in einen Topf gießen. Zum Kochen bringen. Garnelen, Pak Choi, Öl und Soße hinzufügen. Aufkochen lassen und die Hitze auf niedrig stellen. 5 Minuten köcheln lassen.

2. Wasserkastanien, Pfeffer, Essig, Tofu, Capellini und Frühlingszwiebeln hinzufügen. 5 Minuten kochen lassen oder bis die Capellini kaum noch zart sind.

Heiß servieren.

Nährwertangaben:Kalorien 205 Kohlenhydrate: 20 g Fett: 9 g Protein: 9 g

Cremiges Schweinefleisch und Tomaten, Portionen: 4

Kochzeit: 35 Minuten

Zutaten:

2 Pfund Schweinefleischeintopf, gewürfelt

2 Esslöffel Avocadoöl

1 Tasse Tomaten, gewürfelt

1 Tasse Kokoscreme

1 Esslöffel Minze, gehackt

1 Jalapenopfeffer, gehackt

Eine Prise Meersalz und schwarzer Pfeffer

1 Esslöffel scharfe Paprika

2 Esslöffel Zitronensaft

Richtungen:

1. Eine Pfanne mit Öl bei mittlerer Hitze erhitzen, das Fleisch hineingeben und 5 Minuten anbraten.

2. Die restlichen Zutaten hinzufügen, vermischen, weitere 30 Minuten bei mittlerer Hitze kochen, auf Teller verteilen und servieren.

Nährwertangaben:Kalorien 230, Fett 4, Ballaststoffe 6, Kohlenhydrate 9, Protein 14

Portionen Zitronenfilet: 2

Kochzeit: 25 Minuten

Zutaten:

¼ Teelöffel Za'atar-Gewürz

Schale von 1 Zitrone

½ Teelöffel getrockneter Thymian

¼ Teelöffel Knoblauchpulver

¼ Teelöffel Salz

1 Esslöffel Olivenöl

1 (8 Unzen / 227 g) Schweinefilet, von der Haut befreit Richtungen:

1. Heizen Sie den Ofen auf 220 °C vor.

2. Das Za'atar-Gewürz, die Zitronenschale, den Thymian, das Knoblauchpulver und das Salz in einer Schüssel vermischen und dann das Schweinefilet auf beiden Seiten mit der Mischung einreiben.

3. Erhitzen Sie das Olivenöl in einer ofenfesten Pfanne bei mittlerer bis hoher Hitze, bis es schimmert.

4. Das Schweinefilet dazugeben und 6 Minuten anbraten, bis es braun ist.

Nach der Hälfte der Garzeit das Schweinefleisch wenden.

5. Stellen Sie die Pfanne in den vorgeheizten Ofen und braten Sie sie 15 Minuten lang oder bis ein sofort ablesbares Thermometer, das in die dickste Stelle des Filets eingeführt wird, mindestens 63 °C (145 °F) anzeigt.

6. Das gekochte Filet auf einen großen Teller geben und vor dem Servieren einige Minuten abkühlen lassen.

Nährwertangaben:Kalorien: 184 ; Fett: 10,8 g; Kohlenhydrate: 1,2 g; Ballaststoffe: 0g; Protein: 20,1 g; Natrium: 358 mg

Hähnchen mit Brokkoli-Portionen: 4

Zutaten:

1 gehackte kleine weiße Zwiebel

1½ Jh. fettarme, natriumarme Hühnerbrühe

Frisch gemahlener schwarzer Pfeffer

2 c. gehackter Brokkoli

1 Pfund gewürfelte, hautlose und entbeinte Hähnchenschenkel 2 gehackte Knoblauchzehen

Richtungen:

1. Alle Zutaten in einen Slow Cooker geben und gut vermischen.

2. Stellen Sie den Slow Cooker auf niedrig.

3. Abdecken und 4-5 Stunden kochen lassen.

4. Heiß servieren.

Nährwertangaben:Kalorien: 300, Fett: 9 g, Kohlenhydrate: 19 g, Protein: 31 g, Zucker: 6 g, Natrium: 200 mg

Knuspriges Hähnchenfilet, Portionen: 4

Kochzeit: 15 Minuten

Zutaten:

1 Ei, geschlagen

8 Hähnchenfilet

2 Esslöffel Avocadoöl

½ Tasse Semmelbrösel

Richtungen:

1. Heizen Sie Ihre Heißluftfritteuse auf 350 Grad F vor.

2. Hähnchen in Ei tauchen.

3. Öl und Semmelbrösel mischen.

4. Hähnchen mit dieser Mischung bestreichen.

5. In den Korb der Heißluftfritteuse geben.

6. 15 Minuten kochen lassen.

Schweinefleisch mit Pilzen und Gurken

Portionen: 4

Kochzeit: 25 Minuten

Zutaten:

2 Esslöffel Olivenöl

½ Teelöffel Oregano, getrocknet

4 Schweinekoteletts

2 Knoblauchzehen, gehackt

Saft von 1 Limette

¼ Tasse Koriander, gehackt

Eine Prise Meersalz und schwarzer Pfeffer

1 Tasse weiße Champignons, halbiert

2 Esslöffel Balsamico-Essig

Richtungen:

1. Eine Pfanne mit Öl bei mittlerer Hitze erhitzen, die Schweinekoteletts hinzufügen und auf jeder Seite 2 Minuten anbraten.

2. Die restlichen Zutaten hinzufügen, vermischen, bei mittlerer Hitze 20 Minuten kochen lassen, auf Teller verteilen und servieren.

<u>Nährwertangaben:</u>Kalorien 220, Fett 6, Ballaststoffe 8, Kohlenhydrate 14,2, Protein 20

Hähnchen-Essstäbchen-Portionen: 4

Zutaten:

¼ c. gewürfelte gehackte Zwiebel

1 Packung gekochte Chow-Mein-Nudeln

Frisch gemahlener Pfeffer

2 Dosen Champignoncremesuppe

1 ¼ c. geschnittener Sellerie

1 c. Cashewnüsse

2 c. gewürfeltes gekochtes Hähnchen

½ c. Wasser

Richtungen:

1. Heizen Sie den Ofen auf 375°F vor.

2. In einen ofengeeigneten Topf beide Dosen Pilzcremesuppe und Wasser einfüllen. Mischen, bis alles gut vermischt ist.

3. Gekochte Hähnchenwürfel, Zwiebeln, Sellerie, Pfeffer und Cashewnüsse in die Suppe geben. Rühren, bis alles gut vermischt ist. Die Hälfte der Nudeln zur Mischung geben und umrühren, bis sie bedeckt sind.

4. Den Auflauf mit den restlichen Nudeln belegen.

5. Stellen Sie den Topf in den Ofen. 25 Minuten backen.

6. Sofort servieren.

Nährwertangaben:Kalorien: 201, Fett: 17 g, Kohlenhydrate: 15 g, Protein: 13 g, Zucker: 7 g, Natrium: 10 mg

Portionen Balsamico-Brathähnchen: 4

Zutaten:

1 EL. gehackter frischer Rosmarin

1 gehackte Knoblauchzehe

Schwarzer Pfeffer

1 EL. Olivenöl

1 Teelöffel. brauner Zucker

6 Rosmarinzweige

1 ganzes Huhn

½ c. Balsamico Essig

Richtungen:

1. Knoblauch, gehackten Rosmarin, schwarzen Pfeffer und das Olivenöl vermischen.

Reiben Sie das Hähnchen mit der Kräuter-Olivenöl-Mischung ein.

2. 3 Rosmarinzweige in die Hähnchenmulde geben.

3. Legen Sie das Hähnchen in einen Bräter und braten Sie es etwa 1 Stunde lang bei 400 °F. 30 Minuten.

4. Wenn das Hähnchen goldbraun ist und der Saft klar ist, geben Sie es in eine Servierschüssel.

5. In einem Topf den Zucker im Balsamico-Essig bei Hitze auflösen.

Nicht kochen.

6. Das Hähnchen tranchieren und mit der Essigmischung belegen.

<u>Nährwertangaben:</u>Kalorien: 587, Fett: 37,8 g, Kohlenhydrate: 2,5 g, Protein: 54,1

g, Zucker: 0 g, Natrium: 600 mg

Steak- und Pilzportionen: 4

Kochzeit: 15 Minuten

Zutaten:

2 Esslöffel Olivenöl

8 Unzen. Pilze, in Scheiben geschnitten

½ Teelöffel Knoblauchpulver

1 Pfund Steak, in Würfel geschnitten

1 Teelöffel (5 ml) Worcestershire-Sauce

Pfeffer nach Geschmack

Richtungen:

1. Heizen Sie Ihre Heißluftfritteuse auf 400 Grad F vor.

2. Alle Zutaten in einer Schüssel vermischen.

3. In den Korb der Heißluftfritteuse legen.

4. 15 Minuten kochen lassen, dabei den Korb zweimal schütteln.

Rindfleisch-Tipps Portionen: 4

Kochzeit: 12 Minuten

Zutaten:

2 Teelöffel Zwiebelpulver

1 Teelöffel Knoblauchpulver

2 Teelöffel Rosmarin, gehackt

1 Teelöffel Paprika

2 Esslöffel natriumarme Kokosnuss-Aminosäure

Pfeffer nach Geschmack

1 Pfund Steak, in Streifen geschnitten

Richtungen:

1. Alle Gewürze und Gewürze in einer Schüssel vermischen.

2. Steakstreifen unterrühren.

3. 10 Minuten marinieren.

4. In den Korb der Heißluftfritteuse geben.

5. 12 Minuten bei 180 °C kochen und nach der Hälfte der Garzeit ein- oder zweimal schütteln.

Portionen Pfirsich-Hähnchen-Leckerei: 4-5

Zutaten:

2 gehackte Knoblauchzehen

¼ c. Balsamico Essig

4 geschnittene Pfirsiche

4 Hähnchenbrustfilets ohne Haut und ohne Knochen

¼ c. gehacktes Basilikum

1 EL. Olivenöl

1 gehackte Schalotte

¼ TL. schwarzer Pfeffer

Richtungen:

1. Erhitzen Sie das Öl in einem Topf auf mittlerer bis hoher Flamme.

2. Das Fleisch dazugeben und mit schwarzem Pfeffer würzen; Auf jeder Seite 8 Minuten braten und auf einem Teller ruhen lassen.

3. In derselben Pfanne die Schalotte und den Knoblauch hinzufügen; umrühren und für 2 kochen

Protokoll.

4. Fügen Sie die Pfirsiche hinzu; umrühren und weitere 4-5 Minuten kochen lassen.

5. Essig, gekochtes Hähnchen und Basilikum hinzufügen; umrühren und zugedeckt weitere 3-4 Minuten köcheln lassen.

6. Warm servieren.

Nährwertangaben:Kalorien: 270, Fett: 0 g, Kohlenhydrate: 6,6 g, Protein: 1,5 g, Zucker: 24 g, Natrium: 87 mg

Portionen Schweinehackpfanne: 4

Kochzeit: 15 Minuten

Zutaten:

2 Knoblauchzehen, gehackt

2 rote Chilis, gehackt

2 Esslöffel Olivenöl

2 Pfund Schweinefleischeintopf, gemahlen

1 rote Paprika, gehackt

1 grüne Paprika, gehackt

1 Tomate, gewürfelt

½ Tasse Champignons, halbiert

Eine Prise Meersalz und schwarzer Pfeffer

1 Esslöffel Basilikum, gehackt

2 Esslöffel Kokos-Aminosäuren

Richtungen:

1. Eine Pfanne mit Öl bei mittlerer Hitze erhitzen, Knoblauch, Chilis, Paprika, Tomaten und Pilze hinzufügen und 5 Minuten anbraten

Protokoll.

2. Das Fleisch und die restlichen Zutaten dazugeben, vermischen, weitere 10 Minuten bei mittlerer Hitze kochen, auf Teller verteilen und servieren.

<u>Nährwertangaben:</u>Kalorien 200, Fett 3, Ballaststoffe 5, Kohlenhydrate 7, Protein 17

Portionen Schweinefleisch mit Petersilie und Artischocken: 4

Kochzeit: 35 Minuten

Zutaten:

2 Esslöffel Balsamico-Essig

1 Tasse Artischockenherzen aus der Dose, abgetropft und geviertelt, 2 Esslöffel Olivenöl

2 Pfund Schweinefleischeintopf, gewürfelt

2 Esslöffel Petersilie, gehackt

1 Teelöffel Kreuzkümmel, gemahlen

1 Teelöffel Kurkumapulver

2 Knoblauchzehen, gehackt

Eine Prise Meersalz und schwarzer Pfeffer

Richtungen:

1. Eine Pfanne mit Öl bei mittlerer Hitze erhitzen, das Fleisch hineingeben und 5 Minuten anbraten.

2. Die Artischocken, den Essig und die anderen Zutaten dazugeben, vermengen, bei mittlerer Hitze 30 Minuten kochen, auf Teller verteilen und servieren.

Nährwertangaben:Kalorien 260, Fett 5, Ballaststoffe 4, Kohlenhydrate 11, Protein 20

Schweinefleisch mit Thymian-Süßkartoffeln, Portionen: 4

Kochzeit: 35 Minuten

Zutaten:

2 Süßkartoffeln, geschält und in Spalten geschnitten 4 Schweinekoteletts

3 Frühlingszwiebeln, gehackt

1 Esslöffel Thymian, gehackt

2 Esslöffel Olivenöl

4 Knoblauchzehen, gehackt

Eine Prise Meersalz und schwarzer Pfeffer

½ Tasse Gemüsebrühe

½ Esslöffel Schnittlauch, gehackt

Richtungen:

1. In einer Bratpfanne die Schweinekoteletts mit den Kartoffeln und den anderen Zutaten vermengen, vorsichtig umrühren und bei 190 °C 35 °C garen

Protokoll.

2. Alles auf Teller verteilen und servieren.

Nährwertangaben:Kalorien 210, Fett 12,2, Ballaststoffe 5,2, Kohlenhydrate 12, Protein 10

Curry-Schweinefleisch-Mix-Portionen: 4

Kochzeit: 30 Minuten

Zutaten:

2 Esslöffel Olivenöl

4 Frühlingszwiebeln, gehackt

2 Knoblauchzehen, gehackt

2 Pfund Schweinefleischeintopf, gewürfelt

2 Esslöffel rote Currypaste

1 Teelöffel Chilipaste

2 Esslöffel Balsamico-Essig

¼ Tasse Gemüsebrühe

¼ Tasse Petersilie, gehackt

Richtungen:

1. Eine Pfanne mit Öl bei mittlerer Hitze erhitzen, die Frühlingszwiebeln und den Knoblauch hinzufügen und 5 Minuten anbraten.

2. Das Fleisch dazugeben und weitere 5 Minuten anbraten.

3. Die restlichen Zutaten hinzufügen, vermischen, bei mittlerer Hitze 20 Minuten kochen lassen, auf Teller verteilen und servieren.

Nährwertangaben:Kalorien 220, Fett 3, Ballaststoffe 4, Kohlenhydrate 7, Protein 12

Portionen gebratenes Hähnchen und Brokkoli: **4**

Kochzeit: 10 Minuten

Zutaten:

3 Esslöffel natives Olivenöl extra

1½ Tassen Brokkoliröschen

680 g Hähnchenbrust ohne Knochen und Haut, in mundgerechte Stücke geschnitten

½ Zwiebel, gehackt

½ Teelöffel Meersalz

⅛ Teelöffel frisch gemahlener schwarzer Pfeffer

3 Knoblauchzehen, gehackt

2 Tassen gekochter brauner Reis

Richtungen:

1. Erhitzen Sie das Olivenöl in einer großen beschichteten Pfanne bei mittlerer bis hoher Hitze, bis es schimmert.

2. Brokkoli, Hühnchen und Zwiebeln in die Pfanne geben und gut umrühren.

Mit Meersalz und schwarzem Pfeffer würzen.

3. Etwa 8 Minuten lang unter Rühren braten, bis das Hähnchen goldbraun und durchgegart ist.

4. Geben Sie den Knoblauch hinzu und kochen Sie ihn 30 Sekunden lang unter ständigem Rühren oder bis der Knoblauch duftet.

5. Vom Herd nehmen, auf einen Teller legen und über dem gekochten braunen Reis servieren.

<u>Nährwertangaben:</u>Kalorien: 344 ; Fett: 14,1 g; Protein: 14,1 g; Kohlenhydrate: 40,9 g; Ballaststoffe: 3,2 g; Zucker: 1,2 g; Natrium: 275 mg

Hähnchen- und Brokkoli-Portionen: 4

Zutaten:

2 gehackte Knoblauchzehen

4 Hähnchenbrustfilets ohne Knochen und ohne Haut

½ c. Kokosnuss Creme

1 EL. gehackter Oregano

2 c. Brokkoliröschen

1 EL. Bio-Olivenöl

1 c. gehackte rote Zwiebeln

Richtungen:

1. Eine Pfanne mit Öl bei mittlerer bis hoher Hitze erhitzen, Hähnchenbrustfilets dazugeben und auf jeder Seite 5 Minuten braten.

2. Zwiebeln und Knoblauch hinzufügen, umrühren und weitere 5 Minuten kochen lassen.

3. Oregano, Brokkoli und Sahne dazugeben, alles vermengen, weitere zehn Minuten kochen, auf Teller verteilen und servieren.

4. Viel Spaß!

Nährwertangaben:Kalorien: 287, Fett: 10 g, Kohlenhydrate: 14 g, Protein: 19 g, Zucker: 10 g, Natrium: 1106 mg

Mediterraner Hähnchenauflauf mit Gemüse, Portionen: 4

Kochzeit: 20 Minuten

Zutaten:

4 (4 Unzen / 113 g) Hähnchenbrustfilets ohne Knochen und Haut 2 Esslöffel Avocadoöl

1 Tasse geschnittene Cremini-Pilze

1 Tasse gehackter frischer Spinat

1 Pint Kirschtomaten, halbiert

½ Tasse gehacktes frisches Basilikum

½ rote Zwiebel, in dünne Scheiben geschnitten

4 Knoblauchzehen, gehackt

2 Teelöffel Balsamico-Essig

Richtungen:

1. Heizen Sie den Ofen auf 205 °C vor.

2. Die Hähnchenbrust in eine große Auflaufform legen und großzügig mit Avocadoöl bestreichen.

3. Pilze, Spinat, Tomaten, Basilikum, rote Zwiebeln, Nelken und Essig in einer mittelgroßen Schüssel vermischen und vermengen. Jede Hähnchenbrust mit ¼ der Gemüsemischung bestreuen.

4. Im vorgeheizten Ofen etwa 20 Minuten backen oder bis die Innentemperatur mindestens 74 °C (165 °F) erreicht und der Saft beim Einstechen mit einer Gabel klar austritt.

5. Lassen Sie das Huhn 5 bis 10 Minuten ruhen, bevor Sie es zum Servieren in Scheiben schneiden.

Nährwertangaben:Kalorien: 220 ; Fett: 9,1 g; Protein: 28,2 g; Kohlenhydrate: 6,9 g; Ballaststoffe: 2,1 g; Zucker: 6,7 g; Natrium: 310 mg

Hidden Valley Chicken Drummies Portionen: 6 - 8

Zutaten:

2 EL. Scharfe Soße

½ c. geschmolzene Butter

Selleriestangen

2 Packungen Hidden Valley Dressing-Trockenmischung

3 EL. Essig

12 Hähnchenkeulen

Paprika

Richtungen:

1. Heizen Sie den Ofen auf 350 0F vor.

2. Spülen Sie das Hähnchen ab und tupfen Sie es trocken.

3. In einer Schüssel das trockene Dressing, die geschmolzene Butter, den Essig und die scharfe Soße vermischen. Rühren, bis alles gut vermischt ist.

4. Legen Sie die Keulen in eine große Plastiktüte und gießen Sie die Sauce über die Keulen. Massieren Sie die Sauce ein, bis die Trommelstöcke bedeckt sind.

5. Legen Sie das Hähnchen in einer einzigen Schicht auf eine Auflaufform. Mit Paprika bestreuen.

6. 30 Minuten backen, dabei nach der Hälfte wenden.

7. Mit Rohkost oder Salat servieren.

Nährwertangaben:Kalorien: 155, Fett: 18 g, Kohlenhydrate: 96 g, Protein: 15 g, Zucker: 0,7 g, Natrium: 340 mg

Portionen Balsamico-Hähnchen und Bohnen: 4

Zutaten:

1 Pfund geschnittene frische grüne Bohnen

¼ c. Balsamico Essig

2 geschnittene Schalotten

2 EL. Rote Paprikaflocken

4 Hähnchenbrustfilets ohne Haut und ohne Knochen

2 gehackte Knoblauchzehen

3 EL. Natives Olivenöl extra

Richtungen:

1. 2 Esslöffel Olivenöl mit Balsamico-Essig, Knoblauch und Schalotten vermischen. Gießen Sie es über die Hähnchenbrüste und stellen Sie es über Nacht in den Kühlschrank.

2. Am nächsten Tag den Ofen auf 375 0F vorheizen.

3. Das Hähnchen aus der Marinade nehmen und in einer flachen Backform anrichten. Den Rest der Marinade wegwerfen.

4. 40 Minuten im Ofen backen.

5. Während das Huhn kocht, einen großen Topf Wasser zum Kochen bringen.

6. Geben Sie die grünen Bohnen ins Wasser, lassen Sie sie fünf Minuten kochen und lassen Sie sie dann abtropfen.

7. Erhitzen Sie einen Esslöffel Olivenöl im Topf und geben Sie die grünen Bohnen nach dem Spülen zurück.

8. Mit roten Pfefferflocken vermischen.

Nährwertangaben:Kalorien: 433, Fett: 17,4 g, Kohlenhydrate: 12,9 g, Protein: 56,1

g, Zucker: 13 g, Natrium: 292 mg

Italienische Schweinefleischportionen: 6

Kochzeit: 1 Stunde

Zutaten:

2 Pfund Schweinebraten

3 Esslöffel Olivenöl

2 Teelöffel Oregano, getrocknet

1 Esslöffel italienisches Gewürz

1 Teelöffel Rosmarin, getrocknet

1 Teelöffel Basilikum, getrocknet

3 Knoblauchzehen, gehackt

¼ Tasse Gemüsebrühe

Eine Prise Salz und schwarzer Pfeffer

Richtungen:

1. In einer Backform den Schweinebraten mit dem Öl, dem Oregano und den anderen Zutaten vermischen, umrühren und 1 Stunde lang bei 200 °C backen.

2. Den Braten in Scheiben schneiden, zusammen mit den anderen Zutaten auf Teller verteilen und servieren.

Nährwertangaben:Kalorien 580, Fett 33,6, Ballaststoffe 0,5, Kohlenhydrate 2,3, Protein 64,9

Portionen Hühnchen und Rosenkohl: 4

Zutaten:

1 entkernter, geschälter und gehackter Apfel

1 gehackte gelbe Zwiebel

1 EL. Bio-Olivenöl

3 c. zerkleinerter Rosenkohl

1 Pfund gehacktes Hühnerfleisch

Schwarzer Pfeffer

Richtungen:

1. Erhitzen Sie eine Pfanne mit Öl bei mittlerer bis hoher Hitze, geben Sie das Hähnchen hinzu, rühren Sie um und braten Sie es 5 Minuten lang an.

2. Rosenkohl, Zwiebel, schwarzen Pfeffer und Apfel hinzufügen, umrühren, 10 Minuten kochen lassen, in Schüsseln verteilen und servieren.

3. Viel Spaß!

Nährwertangaben:Kalorien: 200, Fett: 8 g, Kohlenhydrate: 13 g, Protein: 9 g, Zucker: 3,3 g, Natrium: 194 mg

Zutaten für das Hähnchen-Diwan:

1 c. Croutons

1 c. gekochte und gewürfelte Brokkolistücke

½ c. Wasser

1 c. geriebener extra scharfer Cheddar-Käse

½ Pfund entbeinte und ohne Haut gekochte Hähnchenstücke 1 Dose Pilzsuppe

Richtungen:

1. Heizen Sie den Ofen auf 350°F vor

2. In einem großen Topf Suppe und Wasser erhitzen. Hähnchen, Brokkoli und Käse hinzufügen. Gründlich vermischen.

3. In eine gefettete Auflaufform füllen.

4. Die Croutons über die Mischung legen.

5. 30 Minuten backen oder bis der Auflauf Blasen bildet und die Croutons goldbraun sind.

Nährwertangaben:Kalorien: 380, Fett: 22 g, Kohlenhydrate: 10 g, Protein: 25 g, Zucker: 2 g, Natrium: 475 mg

Parmesan-Hähnchenportionen: 4

Kochzeit: 10 Minuten

Zutaten:

4 Hähnchenbrustfilets

2 Teelöffel Knoblauchpulver

2 Teelöffel italienisches Gewürz

Pfeffer nach Geschmack

¼ Tasse Parmesankäse

½ Tasse Semmelbrösel

1 Tasse Semmelbrösel

2 Eier, geschlagen

Kochspray

Richtungen:

1. Hähnchenbrust mit einem Fleischhammer flach drücken.

2. Mit Knoblauchpulver, italienischem Gewürz und Pfeffer würzen.

3. Mandelmehl und Parmesankäse in einer Schüssel vermischen.

4. Eier in eine andere Schüssel geben.

5. Hähnchenfilet erst in den Eiern und dann im Mehl wenden.

6. Mit Öl einsprühen.

7. In die Heißluftfritteuse geben.

8. Bei 350 Grad F 10 Minuten pro Seite kochen.

Reichhaltige indische Hähnchen-Curry-

Portionen: 6

Kochzeit: 20 Minuten

Zutaten:

2 Esslöffel Kokosöl, geteilt

2 (4 Unzen / 113 g) Hähnchenbrustfilets ohne Knochen und Haut, in mundgerechte Stücke geschnitten

2 mittelgroße Karotten, gewürfelt

1 kleine weiße Zwiebel, gewürfelt

1 Esslöffel gehackter frischer Ingwer

6 Knoblauchzehen, gehackt

1 Tasse Zuckerschoten, gewürfelt

1 (5,4 Unzen / 153 g) Dose ungesüßte Kokoscreme 1 Esslöffel zuckerfreie Fischsauce

1 Tasse natriumarme Hühnerbrühe

½ Tasse gewürfelte Tomaten mit Saft

1 Esslöffel Currypulver

¼ Teelöffel Meersalz

Je nach Geschmack eine Prise Cayennepfeffer

Frisch gemahlener schwarzer Pfeffer nach Geschmack

¼ Tasse gefiltertes Wasser

Richtungen:

1. 1 Esslöffel Kokosöl in einer beschichteten Pfanne bei mittlerer bis hoher Hitze erhitzen, bis es geschmolzen ist.

2. Geben Sie die Hähnchenbrüste in die Pfanne und kochen Sie sie 15 Minuten lang oder bis ein sofort ablesbares Thermometer an der dicksten Stelle der Hähnchenbrüste mindestens 165 °F (74 °C) anzeigt. Nach der Hälfte der Garzeit die Hähnchenbrust wenden.

3. In der Zwischenzeit in einer separaten Pfanne das restliche Kokosöl bei mittlerer Hitze erhitzen, bis es geschmolzen ist.

4. Karotten, Zwiebeln, Ingwer und Knoblauch in die Pfanne geben und 5 Minuten anbraten, bis ein Duft entsteht und die Zwiebel durchscheinend ist.

5. Erbsen, Kokoscreme, Fischsauce, Hühnerbrühe, Tomaten, Currypulver, Salz, Cayennepfeffer, schwarzen Pfeffer und Wasser in die Pfanne geben. Umrühren, um alles gut zu vermischen.

6. Zum Kochen bringen. Die Hitze auf mittlere bis niedrige Stufe reduzieren und dann 10 Minuten köcheln lassen.

7. Geben Sie das gekochte Hähnchen in die zweite Pfanne und kochen Sie es dann für 2 Personen

mehr Minuten, um gut zu kombinieren.

8. Das Curry auf einen großen Servierteller gießen und sofort servieren.

Nährwertangaben:Kalorien: 223; Fett: 15,7 g; Protein: 13,4 g; Kohlenhydrate: 9,4 g

; Ballaststoffe: 3,0 g; Zucker: 2,3 g; Natrium: 673 mg

Schweinefleisch mit Balsamico-Zwiebelsauce, Portionen: 4

Kochzeit: 35 Minuten

Zutaten:

1 gelbe Zwiebel, gehackt

4 Frühlingszwiebeln, gehackt

2 Esslöffel Avocadoöl

1 Esslöffel Rosmarin, gehackt

1 Esslöffel Zitronenschale, gerieben

2 Pfund Schweinebraten, in Scheiben geschnitten

2 Esslöffel Balsamico-Essig

½ Tasse Gemüsebrühe

Eine Prise Meersalz und schwarzer Pfeffer

Richtungen:

1. Eine Pfanne mit Öl bei mittlerer Hitze erhitzen, die Zwiebel und die Frühlingszwiebeln hinzufügen und 5 Minuten anbraten.

2. Die restlichen Zutaten außer dem Fleisch hinzufügen, umrühren und 5 Minuten köcheln lassen.

3. Das Fleisch dazugeben, vorsichtig umrühren, bei mittlerer Hitze 25 Minuten garen, auf Teller verteilen und servieren.

Nährwertangaben: Kalorien 217, Fett 11, Ballaststoffe 1, Kohlenhydrate 6, Protein 14

373. HackbratenPortionen: 4

Kochzeit: 30 Minuten

Zutaten:

1 Pfund mageres Rinderhackfleisch

3 Esslöffel Semmelbrösel

1 Zwiebel, gehackt

1 Esslöffel frischer Thymian, gehackt

Knoblauchpulver nach Geschmack

Pfeffer nach Geschmack

2 Pilze, gehackt

1 Esslöffel Olivenöl

Richtungen:

1. Heizen Sie Ihre Heißluftfritteuse auf 392 Grad F vor.

2. Alle Zutaten in einer Schüssel vermischen.

3. Die Mischung in eine kleine Kastenform drücken.

4. Geben Sie die Pfanne in den Korb der Heißluftfritteuse.

5. 30 Minuten kochen lassen.

Schweinefleisch mit Birnen und Ingwer

Portionen: 4

Kochzeit: 35 Minuten

Zutaten:

2 Frühlingszwiebeln, gehackt

2 Esslöffel Avocadoöl

2 Pfund Schweinebraten, in Scheiben geschnitten

½ Tasse Kokos-Aminosäuren

1 Esslöffel Ingwer, gehackt

2 Birnen, entkernt und in Spalten geschnitten

¼ Tasse Gemüsebrühe

1 Esslöffel Schnittlauch, gehackt

Richtungen:

1. Eine Pfanne mit Öl bei mittlerer Hitze erhitzen, die Zwiebeln und das Fleisch hinzufügen und von jeder Seite 2 Minuten anbraten.

2. Die restlichen Zutaten hinzufügen, vorsichtig umrühren und bei 390 °C backen

30 Minuten lang bei Grad Fahrenheit.

3. Die Mischung auf Teller verteilen und servieren.

<u>Nährwertangaben:</u>Kalorien 220, Fett 13,3, Ballaststoffe 2, Kohlenhydrate 16,5, Protein 8

Portionen Butterhähnchen: 6

Zutaten:

8 fein gehackte Knoblauchzehen

¼ c. gehackte fettarme ungesalzene Butter

Frisch gemahlener schwarzer Pfeffer

6 Unzen. Hähnchenschenkel ohne Haut und ohne Knochen

1 Teelöffel. Zitronenpfeffer

Richtungen:

1. Legen Sie die Hähnchenschenkel in einen großen Slow Cooker.

2. Hähnchenschenkel gleichmäßig mit Butter bestreichen.

3. Mit Knoblauch, Zitronenpfeffer und schwarzem Pfeffer gleichmäßig bestreuen.

4. Stellen Sie den Slow Cooker auf niedrig.

5. Abdecken und etwa 6 Stunden kochen lassen.

Nährwertangaben:Kalorien: 438, Fett: 28 g, Kohlenhydrate: 14 g, Protein: 30 g, Zucker: 2 g, Natrium: 700 mg

Heiße Chicken Wings-Portionen: 4 - 5

Zutaten:

2 EL. Honig

½ Stück Margarine

2 EL. Cayennepfeffer

1 Flasche scharfe Durkee-Sauce

10 - 20 Hähnchenflügel

10 Shakes Tabasco-Sauce

Richtungen:

1. In einem tiefen Topf das Rapsöl erhitzen. Die Flügel ca. 20 Minuten frittieren, bis sie gar sind.

2. In einer mittelgroßen Schüssel die scharfe Soße, Honig, Tabasco und Cayennepfeffer vermischen. Gut mischen.

3. Legen Sie die gekochten Flügel auf Papiertücher. Lassen Sie das überschüssige Öl ab.

4. Die Hähnchenflügel in der Sauce wenden, bis sie gleichmäßig bedeckt sind.

Nährwertangaben: Kalorien: 102, Fett: 14 g, Kohlenhydrate: 55 g, Protein: 23 g, Zucker: 0,3 g, Natrium: 340 mg

Portionen Hühnchen, Nudeln und Zuckerschoten: 1 - 2

Zutaten:

Frisch gemahlener Pfeffer

2 ½ c. Penne

1 Standardglas Tomaten-Basilikum-Nudelsauce 1 c. halbierte und geputzte Zuckerschoten

1 Pfund Hähnchenbrust

1 Teelöffel. Olivenöl

Richtungen:

1. In einer mittelgroßen Bratpfanne das Olivenöl erhitzen. Die Hähnchenbrüste mit Salz und Pfeffer würzen. Braten Sie die Hähnchenbrüste auf jeder Seite etwa 5 bis 7 Minuten lang an, bis sie gar sind.

2. Kochen Sie die Nudeln gemäß den Anweisungen auf der Packung. Die Zuckerschoten mit den Nudeln kochen.

3. 1 Tasse Nudelwasser schöpfen. Nudeln und Erbsen abgießen, beiseite stellen.

4. Sobald das Huhn gar ist, schneiden Sie es diagonal in Scheiben.

5. Geben Sie das Hähnchen zurück in die Bratpfanne. Fügen Sie die Nudelsoße hinzu. Wenn die Mischung trocken erscheint.

6. Etwas Nudelwasser hinzufügen, bis die gewünschte Konsistenz erreicht ist. Gemeinsam erhitzen.

7. Auf Schüsseln verteilen und sofort servieren.

Nährwertangaben:Kalorien: 140, Fett: 17 g, Kohlenhydrate: 52 g, Protein: 34 g, Zucker: 2,3 g, Natrium: 400 mg

378. FleischbällchenPortionen: 4

Kochzeit: 15 Minuten

Zutaten:

Kochspray

2 Pfund mageres Rinderhackfleisch

¼ Tasse Zwiebel, gehackt

2 Knoblauchzehen, gehackt

2 Esslöffel Petersilie, gehackt

Pfeffer nach Geschmack

½ Teelöffel rote Paprikaflocken

1 Teelöffel italienisches Gewürz

Richtungen:

1. Besprühen Sie den Korb Ihrer Heißluftfritteuse mit Öl.

2. In einer Schüssel die restlichen Zutaten vermischen.

3. Aus der Masse Fleischbällchen formen.

4. In den Korb der Heißluftfritteuse geben.

5. 15 Minuten kochen lassen, dabei ein- oder zweimal schütteln.

Aprikosen-Hähnchenflügel-Portionen: 3 - 4

Zutaten:

1 mittelgroßes Glas Aprikosenkonfitüre

1 Packung Lipton-Zwiebel-Trockensuppenmischung

1 mittelgroße Flasche russisches Dressing

2 lbs. Hühnerflügel

Richtungen:

1. Heizen Sie den Ofen auf 350°F vor.

2. Die Hähnchenflügel abspülen und trockentupfen.

3. Legen Sie die Hähnchenflügel einlagig auf eine Backform.

4. 45 – 60 Minuten backen, dabei nach der Hälfte der Zeit wenden.

5. In einer mittelgroßen Schüssel die Lipton-Suppenmischung, Aprikosenkonfitüre und russisches Dressing vermischen.

6. Sobald die Flügel gar sind, mit der Soße vermengen, bis die Stücke bedeckt sind.

7. Sofort mit einer Beilage servieren.

Nährwertangaben:Kalorien: 162, Fett: 17 g, Kohlenhydrate: 76 g, Protein: 13 g, Zucker: 24 g, Natrium: 700 mg

Hähnchenschenkel-Portionen: 4

Kochzeit: 20 Minuten

Zutaten:

4 Hähnchenschenkelfilets

2 Teelöffel Olivenöl

1 Teelöffel Knoblauchpulver

1 Teelöffel Paprika

Pfeffer nach Geschmack

Richtungen:

1. Heizen Sie Ihre Heißluftfritteuse auf 400 Grad F vor.

2. Hähnchen mit Öl bestreichen.

3. Beide Seiten des Hähnchens mit Knoblauchpulver, Paprika und Pfeffer bestreuen.

4. 20 Minuten an der Luft braten.

Knusprige Hähnchenfilets, Portionen: 4

Kochzeit: 10 Minuten

Zutaten:

1 Pfund Hähnchenfilets

1 Esslöffel Olivenöl

Panieren

¼ Tasse Semmelbrösel

1 Teelöffel Paprika

Pfeffer nach Geschmack

¼ Teelöffel Knoblauchpulver

¼ Teelöffel Zwiebelpulver

Eine Prise Cayennepfeffer

Richtungen:

1. Heizen Sie Ihre Heißluftfritteuse auf 390 Grad F vor.

2. Hähnchen mit Olivenöl bestreichen.

3. In einer Schüssel die Panierzutaten vermischen.

4. Hähnchen mit Panade bedecken.

5. In den Korb der Heißluftfritteuse legen.

6. 3 bis 5 Minuten kochen lassen.

7. Umdrehen und weitere 3 Minuten kochen lassen.

Champion Chicken Pockets Portionen: 4

Zutaten:

½ c. gehackter Brokkoli

2 halbierte Vollkorn-Pita-Brotrunden

¼ c. abgefülltes fettarmes Ranch-Salatdressing ¼ c. gehackte Pekannüsse oder Walnüsse

1 ½ c. gehacktes gekochtes Huhn

¼ c. einfacher fettarmer Joghurt

¼ c. geriebenen Karotten

Richtungen:

1. In einer kleinen Schüssel Joghurt und Ranch-Salatdressing verrühren.

2. In einer mittelgroßen Schüssel Hühnchen, Brokkoli, Karotten und, falls gewünscht, Nüsse vermischen. Gießen Sie die Joghurtmischung über das Huhn. Zum Überziehen werfen.

3. Hähnchenmischung in Pita-Hälften verteilen.

Nährwertangaben:Kalorien: 384, Fett: 11,4 g, Kohlenhydrate: 7,4 g, Protein: 59,3 g, Zucker: 1,3 g, Natrium: 368,7 mg

Gegrillte Hähnchenhäppchen vom Herd, Portionen: 4

Zutaten:

1 gewürfelte mittelgroße Paprika

1 EL. Rapsöl

1 c. Würzige, würzige und süße Barbecue-Sauce. Frisch gemahlener schwarzer Pfeffer

1 gewürfelte mittelgroße Zwiebel

1 Pfund entbeinte Hähnchenbrust ohne Haut

3 gehackte Knoblauchzehen

Richtungen:

1. Hähnchenbrüste waschen und trocken tupfen. In mundgerechte Stücke schneiden.

2. Öl in einer großen Bratpfanne bei mittlerer Hitze erhitzen. Hühnchen, Zwiebeln, Knoblauch und Paprika hinzufügen und unter Rühren 5 Minuten kochen lassen.

3. Die Barbecuesauce hinzufügen und umrühren. Reduzieren Sie die Hitze auf mittlere bis niedrige Stufe und decken Sie die Pfanne ab. Unter häufigem Rühren ca. 15 Minuten kochen, bis das Hähnchen vollständig gar ist.

4. Vom Herd nehmen. Mit frisch gemahlenem schwarzem Pfeffer abschmecken und sofort servieren.

Nährwertangaben:Kalorien: 191, Fett: 5 g, Kohlenhydrate: 8 g, Protein: 27 g, Zucker: 0 g, Natrium: 480 mg

Portionen Hähnchen-Rettich-Mischung: 4

Zutaten:

10 halbierte Radieschen

1 EL. Bio-Olivenöl

2 EL. Gehackten Schnittlauch

1 c. Hühnerbrühe mit niedrigem Natriumgehalt

4 Hühnchensachen

Schwarzer Pfeffer

Richtungen:

1. Erhitzen Sie eine Pfanne mit dem gesamten Öl bei mittlerer bis hoher Hitze, geben Sie das Hähnchen hinzu, würzen Sie es mit schwarzem Pfeffer und braten Sie es auf beiden Seiten jeweils 6 Minuten lang an.

2. Brühe und Radieschen hinzufügen, Hitze auf mittlere Stufe reduzieren und zwanzig Minuten köcheln lassen.

3. Den Schnittlauch dazugeben, vermengen, auf Teller verteilen und servieren.

4. Viel Spaß!

Nährwertangaben: Kalorien: 247, Fett: 10 g, Kohlenhydrate: 12 g, Protein: 22 g, Zucker: 1,1 g, Natrium: 673 mg

Hähnchen-Katsu-Portionen: 4

Kochzeit: 20 Minuten

Zutaten:

Katsu-Sauce

2 Esslöffel Sojasauce

½ Tasse Ketchup

1 Esslöffel Sherry

1 Esslöffel brauner Zucker

2 Teelöffel Worcestershire-Sauce

1 Teelöffel Knoblauch, gehackt

Huhn

1 Pfund Hähnchenbrustfilet, in Scheiben geschnitten

Pfeffer nach Geschmack

Eine Prise Knoblauchpulver

1 Esslöffel Olivenöl

1 ½ Tassen Semmelbrösel

Kochspray

Richtungen:

1. Die Zutaten für die Katsu-Sauce in einer Schüssel vermischen. Beiseite legen.

2. Heizen Sie Ihre Heißluftfritteuse auf 350 Grad F vor.

3. Hähnchen mit Pfeffer würzen.

4. Hähnchen mit Öl bestreichen und mit Semmelbröseln bestreuen.

5. In den Korb der Heißluftfritteuse legen.

6. Mit Öl einsprühen.

7. In der Heißluftfritteuse 10 Minuten pro Seite garen.

8. Mit Soße servieren.

Portionen Hühnchen-Süßkartoffel-Eintopf: 4

Kochzeit: 40 Minuten

Zutaten:

1 Esslöffel natives Olivenöl extra

2 Knoblauchzehen, in Scheiben geschnitten

1 weiße Zwiebel, gehackt

14 Unzen (397 g) Tomaten, gehackt

2 Esslöffel gehackte Rosmarinblätter

Meersalz und gemahlener schwarzer Pfeffer nach Geschmack

4 Hähnchenschenkel aus Freilandhaltung ohne Haut

4 Süßkartoffeln, geschält und gewürfelt

2 Esslöffel Basilikumblätter

Richtungen:

1. Heizen Sie den Ofen auf 375 °F (190 °C) vor.

2. Erhitzen Sie das Olivenöl in einer beschichteten Pfanne bei mittlerer Hitze, bis es schimmert.

3. Geben Sie den Knoblauch und die Zwiebel in die Pfanne und braten Sie sie 5 Minuten lang an, bis sie duften und die Zwiebel durchscheinend ist.

4. Tomaten, Rosmarin, Salz und gemahlenen schwarzen Pfeffer hinzufügen und 15 Minuten kochen lassen, bis es leicht eingedickt ist.

5. Ordnen Sie die Hähnchenschenkel und die Süßkartoffeln auf einem Backblech an und gießen Sie die Mischung dann in die Pfanne über das Hähnchen und die Süßkartoffeln. Umrühren, bis alles gut bedeckt ist. Gießen Sie so viel Wasser hinzu, dass die Flüssigkeit das Huhn und die Süßkartoffeln bedeckt.

6. Im vorgeheizten Ofen 20 Minuten backen oder bis die Innentemperatur des Hähnchens mindestens 74 °C erreicht.

7. Nehmen Sie das Backblech aus dem Ofen und füllen Sie es in eine große Schüssel. Mit Basilikum bestreuen und servieren.

Nährwertangaben:Kalorien: 297 ; Fett: 8,7 g; Protein: 22,2 g; Kohlenhydrate: 33,1 g

; Ballaststoffe: 6,5 g; Zucker: 9,3g; Natrium: 532 mg

Rosmarin-Rinderrippchen, Portionen: 4

Kochzeit: 2 Stunden

Zutaten:

1½ Pfund (680 g) kurze Rinderrippen ohne Knochen

½ Teelöffel Knoblauchpulver

1 Teelöffel Salz

½ Teelöffel frisch gemahlener schwarzer Pfeffer

2 Esslöffel Olivenöl

2 Tassen natriumarme Rinderbrühe

1 Tasse Rotwein

4 Zweige Rosmarin

Richtungen:

1. Heizen Sie den Ofen auf 350 °F (180 °C) vor.

2. Reiben Sie die kurzen Rippchen auf einer sauberen Arbeitsfläche mit Knoblauchpulver, Salz und schwarzem Pfeffer ein. 10 Minuten stehen lassen.

3. Erhitzen Sie das Olivenöl in einer ofenfesten Pfanne bei mittlerer bis hoher Hitze.

4. Die kurzen Rippchen dazugeben und 5 Minuten anbraten, bis sie gut gebräunt sind.

Die Rippchen zur Hälfte wenden. Die Rippchen auf einen Teller geben und beiseite stellen.

5. Rinderbrühe und Rotwein in die Pfanne gießen. Gut umrühren und zum Kochen bringen. Die Hitze auf niedrig stellen und 10 Minuten köcheln lassen

Minuten, bis die Mischung auf zwei Drittel reduziert ist.

6. Legen Sie die Rippchen zurück in die Pfanne. Die Rosmarinzweige hinzufügen. Setzen Sie den Deckel der Pfanne auf und lassen Sie die Rippchen zwei Stunden lang im vorgeheizten Ofen schmoren, bis die Innentemperatur der Rippchen 74 °C (165 °F) beträgt.

7. Übertragen Sie die Rippchen auf einen großen Teller. Entsorgen Sie die Rosmarinzweige.

Die Kochflüssigkeit darübergießen und warm servieren.

<u>Nährwertangaben:</u>Kalorien: 731 ; Fett: 69,1 g; Kohlenhydrate: 2,1 g; Ballaststoffe: 0g; Protein: 25,1 g; Natrium: 781 mg

Frittata mit Hühnchen, Paprika und Spinat, Portionen: 8

Zutaten:

¾ c. gefrorener gehackter Spinat

¼ TL. Knoblauchpulver

¼ c. gehackte rote Zwiebel

1 1/3 c. fein gehacktes gekochtes Hähnchen

8 Eier

Frisch gemahlener schwarzer Pfeffer

1½ Jh. gehackte und entkernte rote Paprika

Richtungen:

1. Fetten Sie einen großen Slow Cooker ein.

2. Eier, Knoblauchpulver und schwarzen Pfeffer in eine Schüssel geben und gut verrühren.

3. Geben Sie die restlichen Zutaten in den vorbereiteten Slow Cooker.

4. Die Eiermischung über die Hühnermischung gießen und vorsichtig umrühren.

5. Abdecken und etwa 2-3 Stunden kochen lassen.

Nährwertangaben:Kalorien: 250,9, Fett: 16,3 g, Kohlenhydrate: 10,8 g, Protein: 16,2 g, Zucker: 4 g, Natrium: 486 mg

Brathähnchen-Dal-Portionen: 4

Zutaten:

15 Unzen. abgespülte Linsen

¼ c. fettarmer Naturjoghurt

1 gehackte kleine Zwiebel

4 c. entbeintes, hautloses und gebratenes Hähnchen 2 TL. Curry Pulver

1 ½ TL. Rapsöl

14 Unzen. über dem Feuer geröstete Tomatenwürfel

¼ TL. Salz

Richtungen:

1. Öl in einem großen, schweren Topf bei mittlerer bis hoher Hitze erhitzen.

2. Zwiebeln hinzufügen und unter Rühren 3 bis 4 Minuten kochen, bis sie weich, aber nicht gebräunt sind.

3. Currypulver hinzufügen und unter Rühren 20 bis 30 Sekunden lang kochen, bis es sich mit der Zwiebel vermischt und intensiv aromatisch ist.

4. Linsen, Tomaten, Hühnchen und Salz einrühren und unter häufigem Rühren kochen, bis alles durchgeheizt ist.

5. Vom Herd nehmen und Joghurt einrühren. Sofort servieren.

Nährwertangaben:Kalorien: 307, Fett: 6 g, Kohlenhydrate: 30 g, Protein: 35 g, Zucker: 0,1 g, Natrium: 361 mg

Hähnchen-Taquitos-Portionen: 6

Kochzeit: 20 Minuten

Zutaten:

1 Teelöffel Pflanzenöl

1 Zwiebel, gehackt

2 Esslöffel grüne Chili, gehackt

1 Knoblauchzehe, gehackt

1 Tasse Huhn, gekocht

2 Esslöffel scharfe Soße

½ Tasse natriumreduzierte Käsemischung

Pfeffer nach Geschmack

Maistortillas, erwärmt

Kochspray

Richtungen:

1. Bei mittlerer Hitze in eine Pfanne gießen.

2. Zwiebel, grünes Chili und Knoblauch 5 Minuten kochen, dabei häufig umrühren.

3. Die restlichen Zutaten außer den Tortillas unterrühren.

4. 3 Minuten kochen lassen.

5. Die Mischung auf die Tortillas geben.

6. Rollen Sie die Tortillas auf.

7. Heizen Sie Ihre Heißluftfritteuse auf 400 Grad F vor.

8. In den Korb der Heißluftfritteuse legen.

9. 10 Minuten kochen lassen.

10. .

Oregano-Schweinefleischportionen: 4

Kochzeit: 8 Stunden

Zutaten:

2 Pfund Schweinebraten, in Scheiben geschnitten

2 Esslöffel Oregano, gehackt

¼ Tasse Balsamico-Essig

1 Tasse Tomatenmark

1 Esslöffel süßer Paprika

1 Teelöffel Zwiebelpulver

2 Esslöffel Chilipulver

2 Knoblauchzehen, gehackt

Eine Prise Salz und schwarzer Pfeffer

Richtungen:

1. In Ihrem Slow Cooker den Braten mit dem Oregano, dem Essig und den anderen Zutaten vermischen, umrühren, den Deckel aufsetzen und 8 Stunden lang auf niedriger Stufe garen.

2. Alles auf Teller verteilen und servieren.

Nährwertangaben:Kalorien 300, Fett 5, Ballaststoffe 2, Kohlenhydrate 12, Protein 24

Hähnchen- und Avocado-Auflaufportionen: 4

Zutaten:

2 dünn geschnittene Frühlingszwiebelstiele

Zerdrückte Avocado

170 g fettfreier griechischer Joghurt

1 ¼ g Salz

4 Hähnchenbrüste

15 g geschwärztes Gewürz

Richtungen:

1. Legen Sie zunächst Ihre Hähnchenbrust zusammen mit den geschwärzten Gewürzen in einen Plastikbeutel mit Reißverschluss. Verschließen und schütteln, dann etwa 2–5 Minuten marinieren.

2. Während Ihr Huhn mariniert, geben Sie den griechischen Joghurt, die zerdrückte Avocado und das Salz in Ihren Mixer und mixen Sie alles, bis eine glatte Masse entsteht.

3. Stellen Sie eine große Bratpfanne oder eine gusseiserne Pfanne bei mittlerer Hitze auf den Herd, ölen Sie die Pfanne ein und kochen Sie das Hähnchen, bis es gar ist. Sie benötigen auf jeder Seite etwa 5 Minuten.

Versuchen Sie jedoch, den Bratensaft nicht auszutrocknen, und servieren Sie ihn sofort auf dem Teller, wenn das Fleisch gar ist.

4. Mit der Joghurtmischung belegen.

Nährwertangaben: Kalorien: 296, Fett: 13,5 g, Kohlenhydrate: 6,6 g, Protein: 35,37

g, Zucker: 0,8 g, Natrium: 173 mg

Gebratene Entenbrust mit fünf Gewürzen, Portionen: 4

Zutaten:

1 Teelöffel. Fünf-Gewürze-Pulver

¼ TL. Maisstärke

2 Orangensaft und -schale

1 EL. natriumreduzierte Sojasauce

2 lbs. entbeinte Entenbrust

½ TL. koscheres Salz

2 TL. Honig

Richtungen:

1. Ofen auf 375 0F vorheizen.

2. Ente mit der Hautseite nach unten auf ein Schneidebrett legen. Schneiden Sie alle überschüssige Haut ab, die über die Seiten hängt. Drehen Sie die Brust um und machen Sie drei parallele, diagonale Schnitte in die Haut jeder Brust, wobei Sie das Fett durchschneiden, aber nicht in das Fleisch hineinschneiden. Beide Seiten mit Fünf-Gewürze-Pulver und Salz bestreuen.

3. Legen Sie die Ente mit der Hautseite nach unten in eine ofenfeste Pfanne bei mittlerer bis niedriger Hitze.

4. Kochen, bis das Fett geschmolzen ist und die Haut goldbraun ist, etwa 10 Minuten. Übertragen Sie die Ente auf einen Teller; Das gesamte Fett aus der Pfanne abgießen. Legen Sie die Ente mit der Hautseite nach oben wieder in die Pfanne und geben Sie sie in den Ofen.

5. Braten Sie die Ente je nach Größe der Brust 10 bis 15 Minuten lang auf mittlerer Stufe, bis ein an der dicksten Stelle eingeführtes Thermometer 150 OF anzeigt.

6. Auf ein Schneidebrett legen; 5 Minuten ruhen lassen.

7. Gießen Sie das restliche Fett aus der Pfanne ab (achten Sie darauf, dass der Griff noch heiß ist); Stellen Sie die Pfanne auf mittlere bis hohe Hitze und fügen Sie Orangensaft und Honig hinzu. Zum Kochen bringen und dabei umrühren, um alle gebräunten Stücke abzukratzen.

8. Orangenschale und Sojasauce hinzufügen und etwa 1 Minute weiter kochen, bis die Sauce leicht reduziert ist. Rühren Sie die Maisstärkemischung um und rühren Sie sie dann in die Soße. unter Rühren kochen, bis es leicht eingedickt ist, 1

Minute.

9. Entfernen Sie die Entenhaut und schneiden Sie das Brustfleisch in dünne Scheiben. Mit der Orangensauce beträufeln.

Nährwertangaben: Kalorien: 152, Fett: 2 g, Kohlenhydrate: 8 g, Protein: 24 g, Zucker: 5 g, Natrium: 309 mg

Schweinekoteletts mit Tomatensalsa Portionen:
4

Kochzeit: 15 Minuten

Zutaten:

4 Schweinekoteletts

1 Esslöffel Olivenöl

4 Frühlingszwiebeln, gehackt

1 Teelöffel Kreuzkümmel, gemahlen

½ Esslöffel scharfes Paprikapulver

1 Teelöffel Knoblauchpulver

Eine Prise Meersalz und schwarzer Pfeffer

1 kleine rote Zwiebel, gehackt

2 Tomaten, gewürfelt

2 Esslöffel Limettensaft

1 Jalapeno, gehackt

¼ Tasse Koriander, gehackt

1 Esslöffel Limettensaft

Richtungen:

1. Eine Pfanne mit Öl bei mittlerer Hitze erhitzen, die Frühlingszwiebeln dazugeben und 5 Minuten anbraten.

2. Fleisch, Kreuzkümmelpaprika, Knoblauchpulver, Salz und Pfeffer dazugeben, vermengen, auf jeder Seite 5 Minuten anbraten und auf Teller verteilen.

3. In einer Schüssel die Tomaten mit den restlichen Zutaten vermischen, neben den Schweinekoteletts verteilen und servieren.

Nährwertangaben:Kalorien 313, Fett 23,7, Ballaststoffe 1,7, Kohlenhydrate 5,9, Protein 19,2

Toskanisches Hähnchen mit Tomaten, Oliven und Zucchini

Portionen: 4

Kochzeit: 20 Minuten

Zutaten:

4 Hähnchenbrusthälften ohne Knochen und Haut, auf eine Dicke von ½ bis ¾ Zoll zerstoßen

1 Teelöffel Knoblauchpulver

½ Teelöffel Meersalz

⅛ Teelöffel frisch gemahlener schwarzer Pfeffer

2 Esslöffel natives Olivenöl extra

2 Tassen Kirschtomaten

½ Tasse geschnittene grüne Oliven

1 Zucchini, gehackt

¼ Tasse trockener Weißwein

Richtungen:

1. Reiben Sie die Hähnchenbrust auf einer sauberen Arbeitsfläche mit Knoblauchpulver, Salz und gemahlenem schwarzem Pfeffer ein.

2. Erhitzen Sie das Olivenöl in einer beschichteten Pfanne bei mittlerer bis hoher Hitze, bis es schimmert.

3. Fügen Sie das Huhn hinzu und kochen Sie es 16 Minuten lang oder bis die Innentemperatur mindestens 74 °C (165 °F) erreicht. Nach der Hälfte der Garzeit das Hähnchen wenden. Auf einen großen Teller geben und zum Warmhalten mit Alufolie abdecken.

4. Tomaten, Oliven und Zucchini in die Pfanne geben und 4 Minuten anbraten, bis das Gemüse weich ist.

5. Den Weißwein in die Pfanne geben und 1 Minute köcheln lassen.

6. Entfernen Sie die Aluminiumfolie, belegen Sie das Hähnchen mit dem Gemüse und seinen Säften und servieren Sie es dann warm.

<u>Nährwertangaben:</u>Kalorien: 172 ; Fett: 11,1 g; Protein: 8,2 g; Kohlenhydrate: 7,9 g; Ballaststoffe: 2,1 g; Zucker: 4,2 g; Natrium: 742 mg

Portionen Schweinefleischsalat: 4

Kochzeit: 10 Minuten

Zutaten:

1 Pfund Schweinefleischeintopf, in Streifen geschnitten

3 Esslöffel Olivenöl

4 Frühlingszwiebeln, gehackt

2 Esslöffel Zitronensaft

2 Esslöffel Balsamico-Essig

2 Tassen gemischter Salat

1 Avocado, geschält, entkernt und grob gewürfelt 1 Gurke, in Scheiben geschnitten

2 Tomaten, gewürfelt

Eine Prise Salz und schwarzer Pfeffer

Richtungen:

1. Eine Pfanne mit 2 Esslöffeln Öl bei mittlerer Hitze erhitzen, die Frühlingszwiebeln, das Fleisch und den Zitronensaft hinzufügen, vermischen und 10 Minuten kochen lassen

Protokoll.

2. In einer Salatschüssel den Salat mit dem Fleisch und den restlichen Zutaten vermischen, vermischen und servieren.

Nährwertangaben:Kalorien 225, Fett 6,4, Ballaststoffe 4, Kohlenhydrate 8, Protein 11

Portionen Limettenschweinefleisch und grüne Bohnen: 4

Kochzeit: 40 Minuten

Zutaten:

2 Pfund Schweinefleischeintopf, gewürfelt

2 Esslöffel Avocadoöl

½ Tasse grüne Bohnen, geputzt und halbiert

2 Esslöffel Limettensaft

1 Tasse Kokosmilch

1 Esslöffel Rosmarin, gehackt

Eine Prise Salz und schwarzer Pfeffer

Richtungen:

1. Eine Pfanne mit Öl bei mittlerer Hitze erhitzen, das Fleisch hineingeben und 5 Minuten anbraten.

2. Die restlichen Zutaten hinzufügen, vorsichtig vermischen, zum Köcheln bringen und bei mittlerer Hitze weitere 35 Minuten kochen lassen.

3. Die Mischung auf Teller verteilen und servieren.

Nährwertangaben:Kalorien 260, Fett 5, Ballaststoffe 8, Kohlenhydrate 9, Protein 13

Hähnchenbrustportionen: 4

Kochzeit: 20 Minuten

Zutaten:

4 Hähnchenbrustfilets

½ Teelöffel getrockneter Oregano

½ Teelöffel Knoblauchpulver

Pfeffer nach Geschmack

Kochspray

Richtungen:

1. Hähnchen mit Oregano, Knoblauchpulver und Pfeffer würzen.

2. Mit Öl einsprühen.

3. In den Korb der Heißluftfritteuse legen.

4. Bei 360 Grad F 10 Minuten pro Seite an der Luft braten.

Schweinefleisch mit Chili-Zucchini und Tomaten, Portionen: 4

Kochzeit: 35 Minuten

Zutaten:

2 Tomaten, gewürfelt

2 Pfund Schweinefleischeintopf, gewürfelt

4 Frühlingszwiebeln, gehackt

2 Esslöffel Olivenöl

1 Zucchini, in Scheiben geschnitten

Saft von 1 Limette

2 Esslöffel Chilipulver

½ Esslöffel Kreuzkümmelpulver

Eine Prise Meersalz und schwarzer Pfeffer

Richtungen:

1. Eine Pfanne mit Öl bei mittlerer Hitze erhitzen, die Frühlingszwiebeln dazugeben und 5 Minuten anbraten.

2. Das Fleisch dazugeben und weitere 5 Minuten anbraten.

3. Die Tomaten und die anderen Zutaten dazugeben, vermischen, weitere 25 Minuten bei mittlerer Hitze kochen, auf Teller verteilen und servieren.

<u>Nährwertangaben:</u>Kalorien 300, Fett 5, Ballaststoffe 2, Kohlenhydrate 12, Protein 14

Schweinefleisch mit Oliven, Portionen: 4

Kochzeit: 40 Minuten

Zutaten:

1 gelbe Zwiebel, gehackt

4 Schweinekoteletts

2 Esslöffel Olivenöl

1 Esslöffel süßer Paprika

2 Esslöffel Balsamico-Essig

¼ Tasse Kalamata-Oliven, entkernt und gehackt

1 Esslöffel Koriander, gehackt

Eine Prise Meersalz und schwarzer Pfeffer

Richtungen:

1. Eine Pfanne mit Öl bei mittlerer Hitze erhitzen, die Zwiebel dazugeben und 5 Minuten anbraten.

2. Das Fleisch dazugeben und weitere 5 Minuten anbraten.

3. Die restlichen Zutaten hinzufügen, vermengen, bei mittlerer Hitze 30 Minuten kochen, auf Teller verteilen und servieren.

Nährwertangaben:Kalorien 280, Fett 11, Ballaststoffe 6, Kohlenhydrate 10, Protein 21

Dill-Lachs-Pastete

Portionen: 4

Kochzeit: 0 Minuten

Zutaten:

6 Unzen gekochter Lachs, Knochen und Haut entfernt, 1 Esslöffel gehackter frischer Dill

½ Teelöffel Meersalz

¼ Tasse Schlagsahne

Richtungen:

1. Nehmen Sie einen Mixer oder eine Küchenmaschine (oder stattdessen eine große Schüssel mit einem Mixer) und mischen Sie Zitronenschale, Lachs, Sahne, Dill und Salz.

2. Mischen, bis die richtige Konsistenz für den Smoothie erreicht ist.

Nährwertangaben:Kohlenhydrate 0,4 g Protein; 25,8 g Gesamtfett: 12 g Kalorien: 199 Cholesterin: 0,0 mg Ballaststoffe: 0,8 g Natrium: 296 mg

Chai Spice Bratäpfel Portionen: 5

Kochzeit: 3 Stunden

Zutaten:

5 Äpfel

½ Tasse Wasser

½ Tasse zerdrückte Pekannüsse (optional)

¼ Tasse geschmolzenes Kokosöl

1 Teelöffel gemahlener Zimt

½ Teelöffel gemahlener Ingwer

¼ Teelöffel gemahlener Kardamom

¼ Teelöffel gemahlene Nelken

Richtungen:

1. Jeden Apfel entkernen und oben jeweils einen dünnen Streifen abziehen.

2. Geben Sie das Wasser in den Slow Cooker. Legen Sie jeden Apfel vorsichtig aufrecht auf den Boden.

3. In einer kleinen Schüssel die Pekannüsse (falls verwendet), Kokosöl, Zimt, Ingwer, Kardamom und Nelken verrühren.

4. Die Mischung über die Äpfel träufeln.

5. Decken Sie den Herd ab und stellen Sie ihn auf die höchste Stufe. 2 bis 3 Stunden kochen, bis die Äpfel weich sind, und servieren.

Nährwertangaben:Kalorien: 217Gesamtfett: 12gGesamtkohlenhydrate: 30gZucker: 22g Ballaststoffe: 6g Protein: 0gNatrium: 0mg

Pfirsich-Crisp-Portionen: 6

Kochzeit: 20 Minuten

Zutaten:

Füllung:

6 Pfirsiche, halbiert

1 Esslöffel Kokosblütenzucker

1 Teelöffel gemahlener Zimt

½ Esslöffel Butter, in Würfel geschnitten

Belag:

½ Tasse Allzweckmehl

½ Tasse Kokosnusszucker

¼ Teelöffel Zimtpulver

¼ Tasse vegane Butter, in Würfel geschnitten

Richtungen:

1. Pfirsiche in eine kleine Kuchenform geben.

2. Die restlichen Zutaten für die Füllung unterrühren.

3. In einer Schüssel die Topping-Zutaten vermischen.

4. Topping auf der Pfirsichmischung verteilen.

5. 20 Minuten lang bei 350 Grad F an der Luft braten.

Pfirsich-Dip-Portionen: 2

Kochzeit: 0 Minuten

Zutaten:

½ Tasse fettfreier Joghurt

1 Tasse Pfirsiche, gehackt

Eine Prise Zimtpulver

Eine Prise Muskatnuss, gemahlen

Richtungen:

1. In einer Schüssel den Joghurt vermischen und gleichzeitig Pfirsiche, Zimt und Muskatnuss verwenden.

2. Verquirlen, in kleine Schüsseln verteilen und servieren.

<u>Nährwertangaben:</u>Kalorien: 165Fett: 2gBallaststoffe: 3gKohlenhydrate: 14gProtein: 13g

Portionen Karotten- und Kürbiskerncracker: 40 Cracker

Kochzeit: 15 Minuten

Zutaten:

1⅓ Tassen Kürbiskerne

½ Tasse verpackte geraspelte Karotte (ca. 1 Karotte) 3 Esslöffel gehackter frischer Dill

¼ Teelöffel Meersalz

2 Esslöffel natives Olivenöl extra

Richtungen:

1. Heizen Sie den Ofen auf 350 °F (180 °C) vor. Ein Backblech mit Backpapier auslegen.

2. Die Kürbiskerne in einer Küchenmaschine zermahlen, dann Karotte, Dill, Salz und Olivenöl in die Küchenmaschine geben und alles gut vermengen.

3. Gießen Sie sie auf das vorbereitete Backblech und formen Sie die Mischung dann mit einem Spatel zu einem Rechteck.

4. Legen Sie ein Blatt Pergamentpapier über das Rechteck und drücken Sie das Rechteck dann mit einem Nudelholz auf eine Dicke von etwa 1/8 Zoll flach.

5. Entfernen Sie das Pergamentpapier über dem Rechteck und schneiden Sie es dann mit einem scharfen Messer in 40 kleine Rechtecke ein.

6. Legen Sie das Backblech in den vorgeheizten Ofen und backen Sie es 15 Minuten lang

Minuten oder bis sie goldbraun und knusprig sind.

7. Geben Sie die Cracker auf einen großen Teller und lassen Sie sie vor dem Servieren einige Minuten abkühlen.

Nährwertangaben:(4 Cracker)Kalorien: 130; Fett: 11,9 g; Protein: 5,1 g; Kohlenhydrate: 3,8 g; Ballaststoffe: 1,0 g; Zucker: 0g; Natrium: 66 mg

www.ingramcontent.com/pod-product-compliance
Lightning Source LLC
Chambersburg PA
CBHW070357120526
44590CB00014B/1166